「大人のADHD」のための

段取り力

まえがき

ＡＤＨＤは発達障害の一つで、注意欠如・多動性障害とよばれます。その名称のとおり、不注意が多かったり、落ち着きがなかったりして、日常生活に支障が現れます。

仕事の場面では、なんでこんなことを、というようなミスをしたりします。たとえば書類にハンコを押すことだけでもスムーズにいきません。「かすんでしまって押せない。ああ、マットをひけばいいんだ」。ところがマットが見つからない。「そういえば、この間もこうだった」と思い出す。必要なときに、もっている情報を活かせないのです。子どものころに成績がよかった人や学歴が高い人もいて、なおさら本人は落ち込みます。

とくに難しいのは家事です。難なくこなしている人がたくさんいるのに、ＡＤＨＤの人にはハードルが高いのです。仕事があり、家事もするとなると、夕方から夜の時間は大変。そこに子育てが加わると、毎日が大混乱になってきます。家事はやって当たり前みたいなもので、ほめられたり、お給料を支払ってもらうわけでもないので、モチベーションも上がりません。

私はクリニックで主に女性のＡＤＨＤの人をみています。みなさんとてもがんばっています。でもうまくいかない。だから本人が自分のことをマイナス評価しているのですが、長所もいっぱいあるのです。どうか自分で自分をほめてください。

本書の目的はＡＤＨＤの人が暮らしやすくなるように具体的な方法を提案するものです。「段取り力」と名付けました。段取り力でＡＤＨＤの困りごとのすべてが改善するわけではありませんが、感覚的にいえば五～七割ぐらいは改善するのではないかと思います。

もうダメだ、やっぱり私はダメなんだと思わず、何度でもチャレンジしてください。自分に見合った目標を立てて、その目標があることを忘れずに。やっていればできるようになるんだということを常に忘れずにいてほしいのです。

本書が、ＡＤＨＤの人たちにとって、役に立つ一冊になることを願っています。

司馬クリニック院長
司馬理英子

「大人のADHD」のための段取り力　もくじ

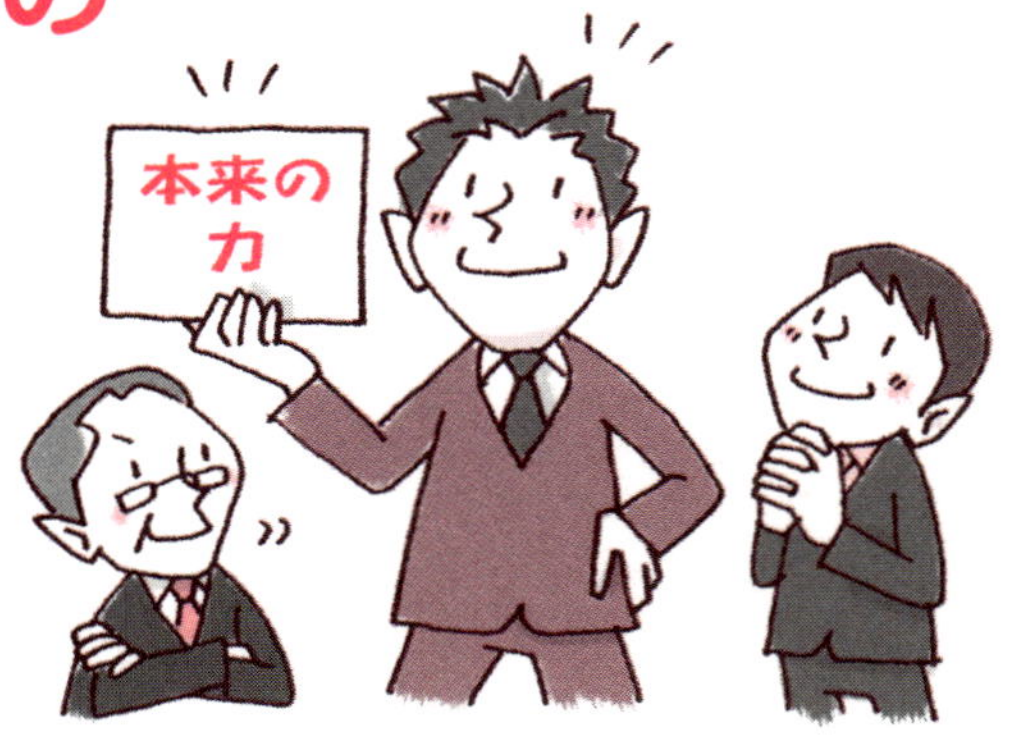

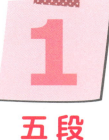

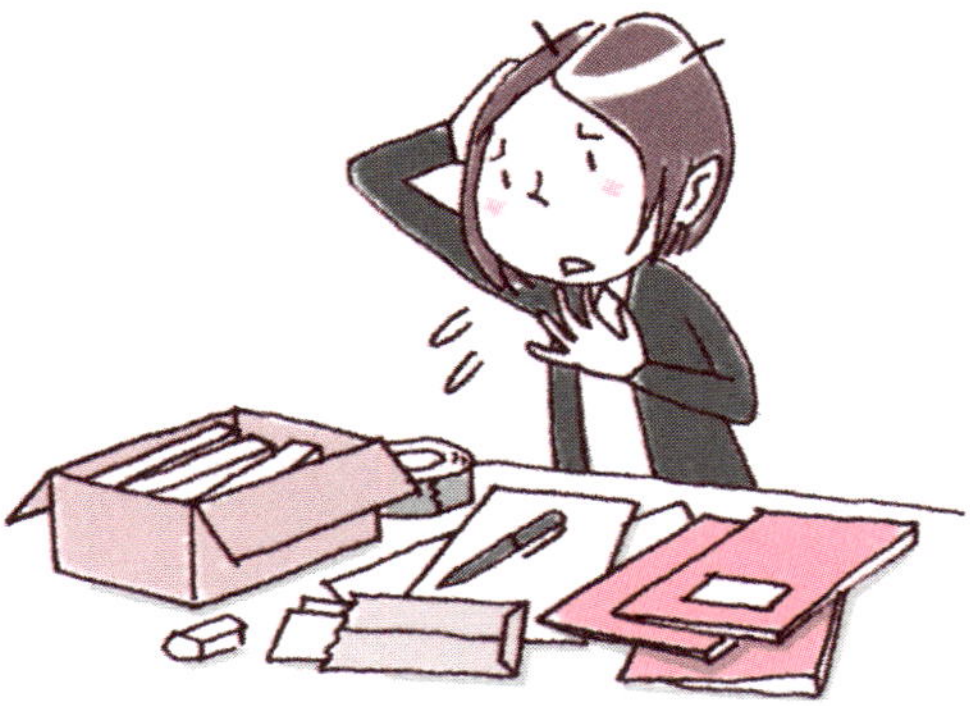

2 職場での段取り力↓信用と実績につながる

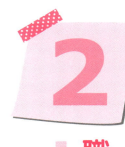

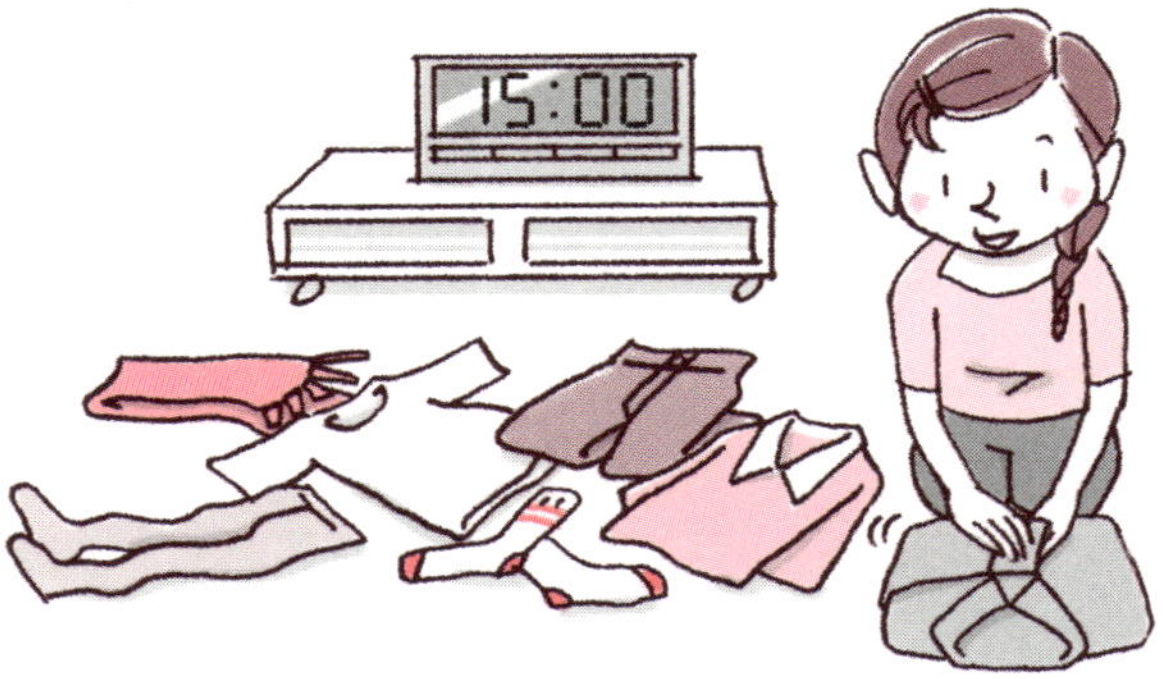

3 家庭での段取り力 ↓ 暮らしやすさにつながる

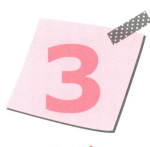

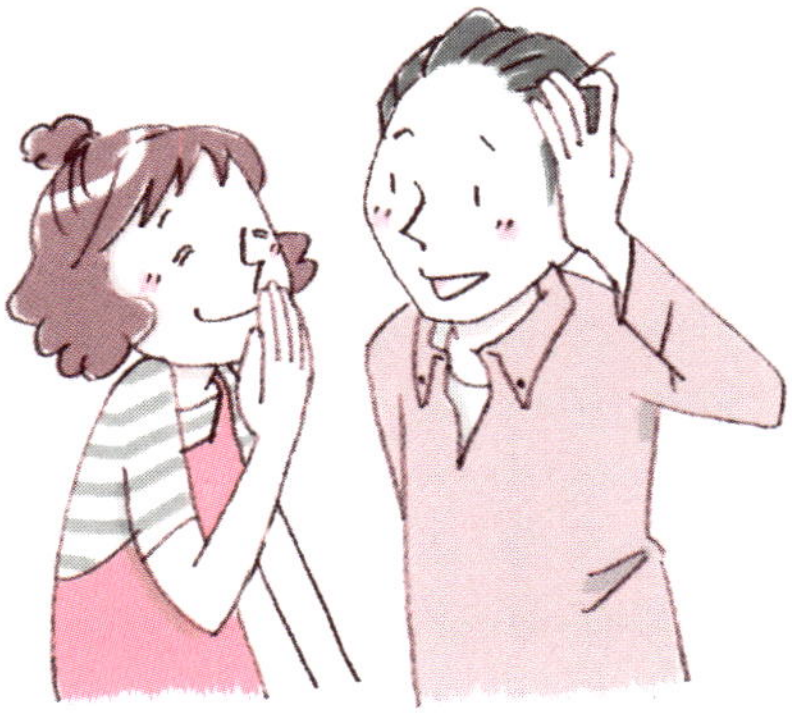

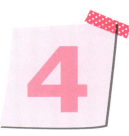

巻頭特集 1

なぜうまくいかないんだろう

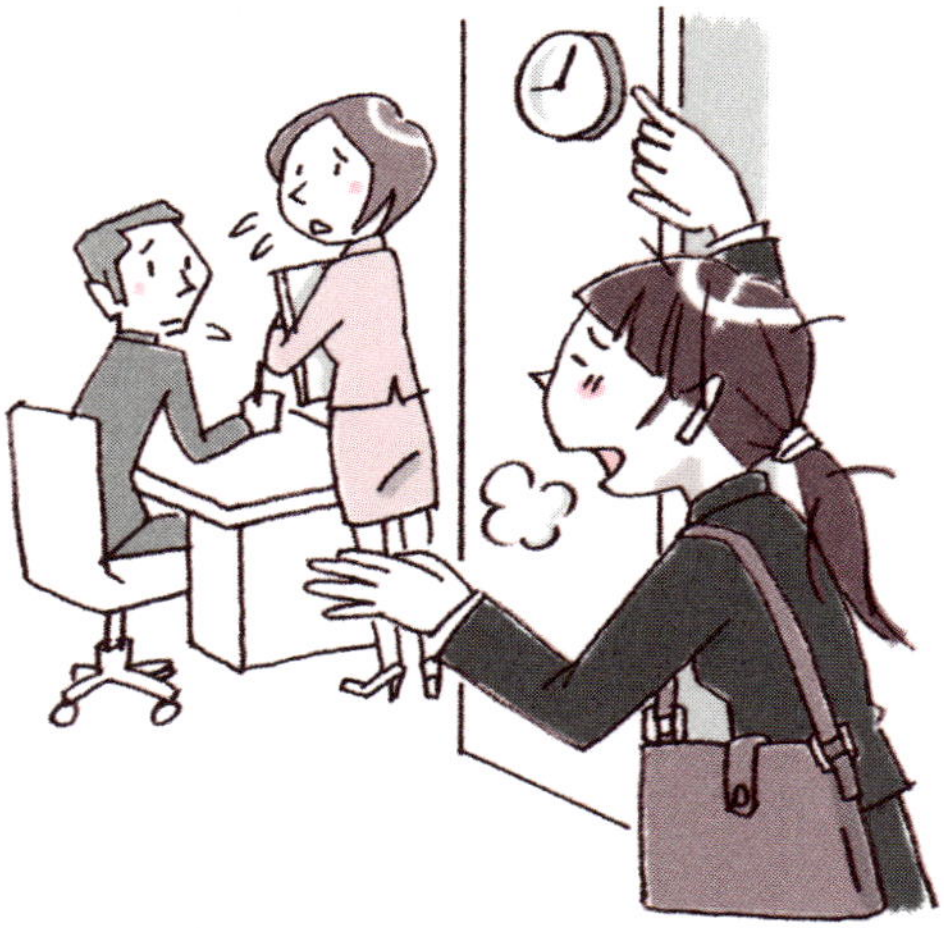

遅刻

Aさんは社会人2年目の24歳。営業職です。営業成績は悪くないのですが、遅刻が多いのが困ったもの。

出社したらすでに始業時間の5分過ぎ。これではマズいと自分でも思うのだが……

会議での失敗

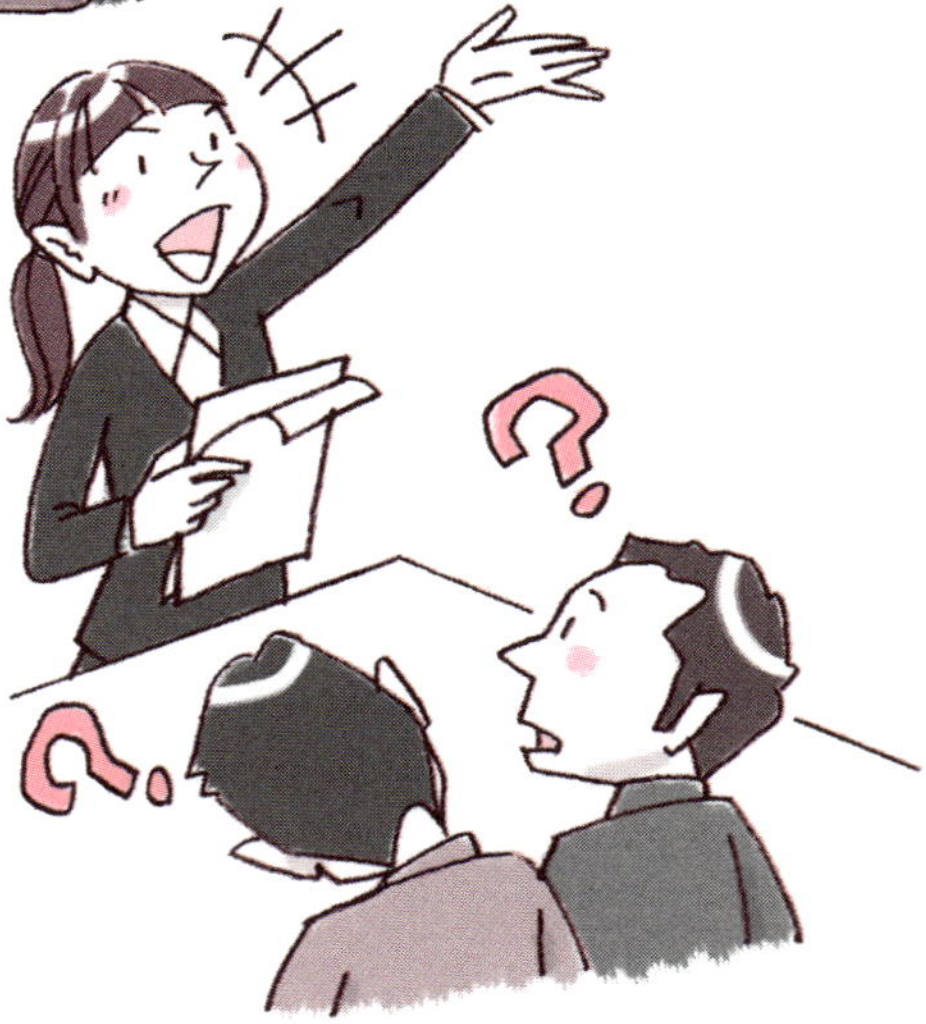

Aさんは会議でよく発言するほうです。しかし、周囲の反応は微妙。今日もすばらしい宣伝方法を思いついたと、勢いよく発言したのですが、なぜか冷たい空気が。

予算も考えずに言ってしまったと気づいたときは、遅かった

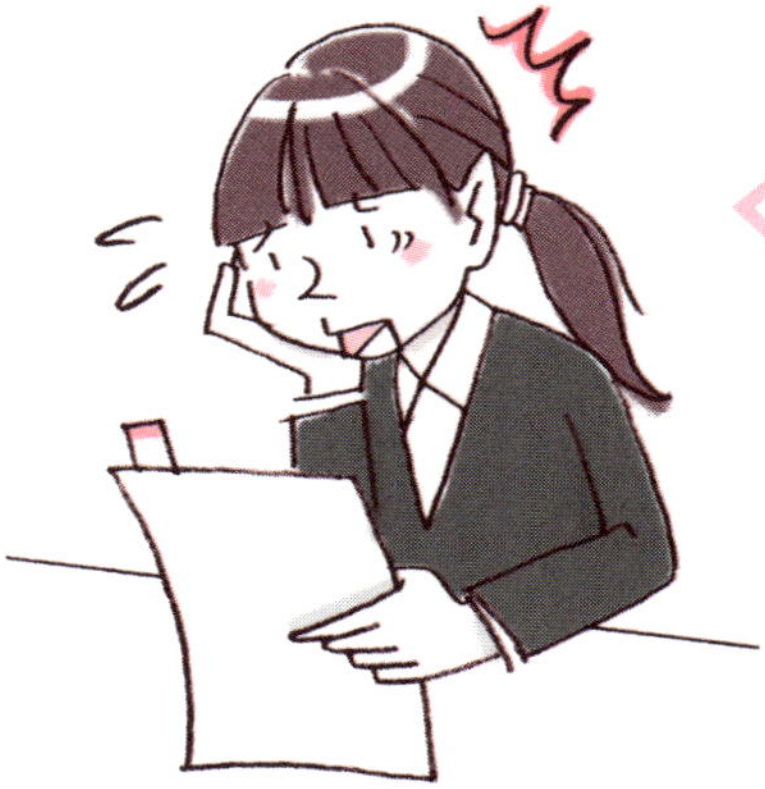

指示を忘れて

午後になって部長から「○○はどうした」と聞かれました。仕事の指示をすっかり忘れていたAさん。「やる気があるのか」と部長に叱られてしまいました。

やる気がないわけじゃないのに、なぜ忘れたのか。気持ちが落ち込んでしまう

退社前のドタバタ

なんだか仕事がいやになり、ふと気づくとはや退社時間。今日じゅうに、と指示された仕事だけでも片づけなければなりません。

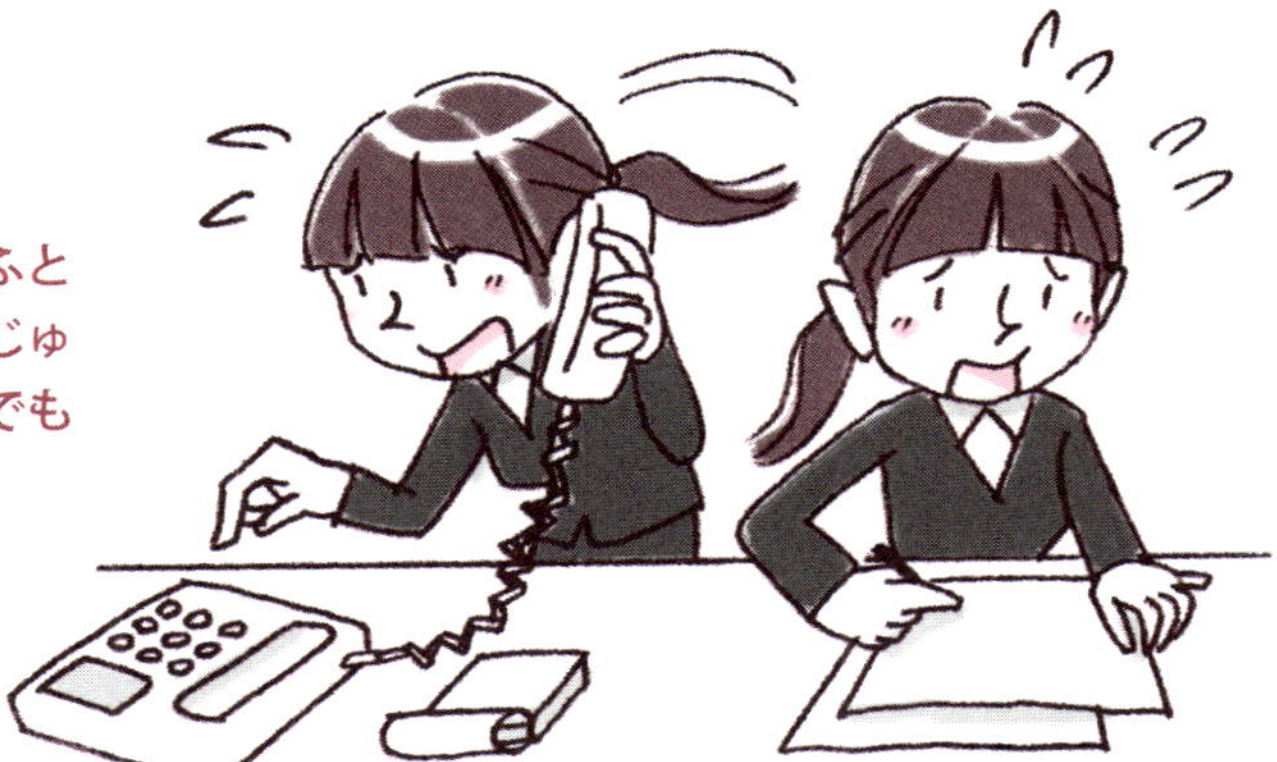

とにかく早く、早く。少しぐらい雑でも間に合わせることが大事!?

つくりかけのカレーは放置。料理をする気持ちがすっかり失せた

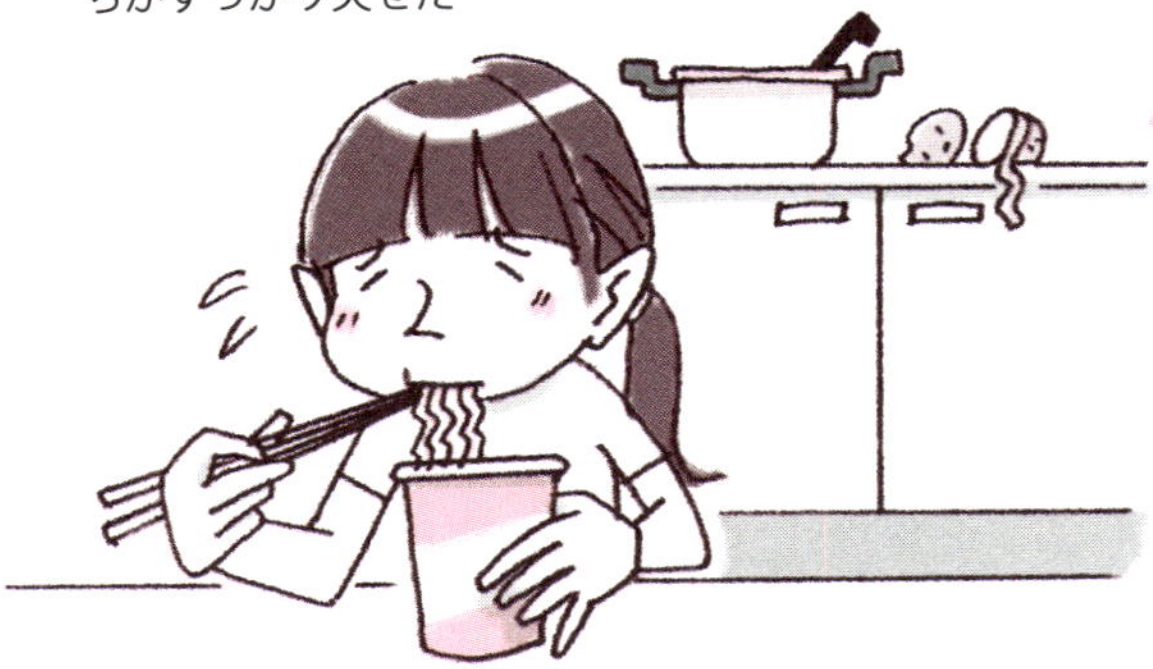

残念な夕食

夕飯はカレー。ところが鍋に入れようとしたルウがありません。買おうと思って忘れていたのです。なにかないかと探したら、見つかったのは賞味期限切れのカップめん。

疲労困憊

疲れきったAさんは、もう寝ることにしました。考えてみると毎日こんな調子で、会社でも自宅でも、いろいろなことがうまくいっていません。

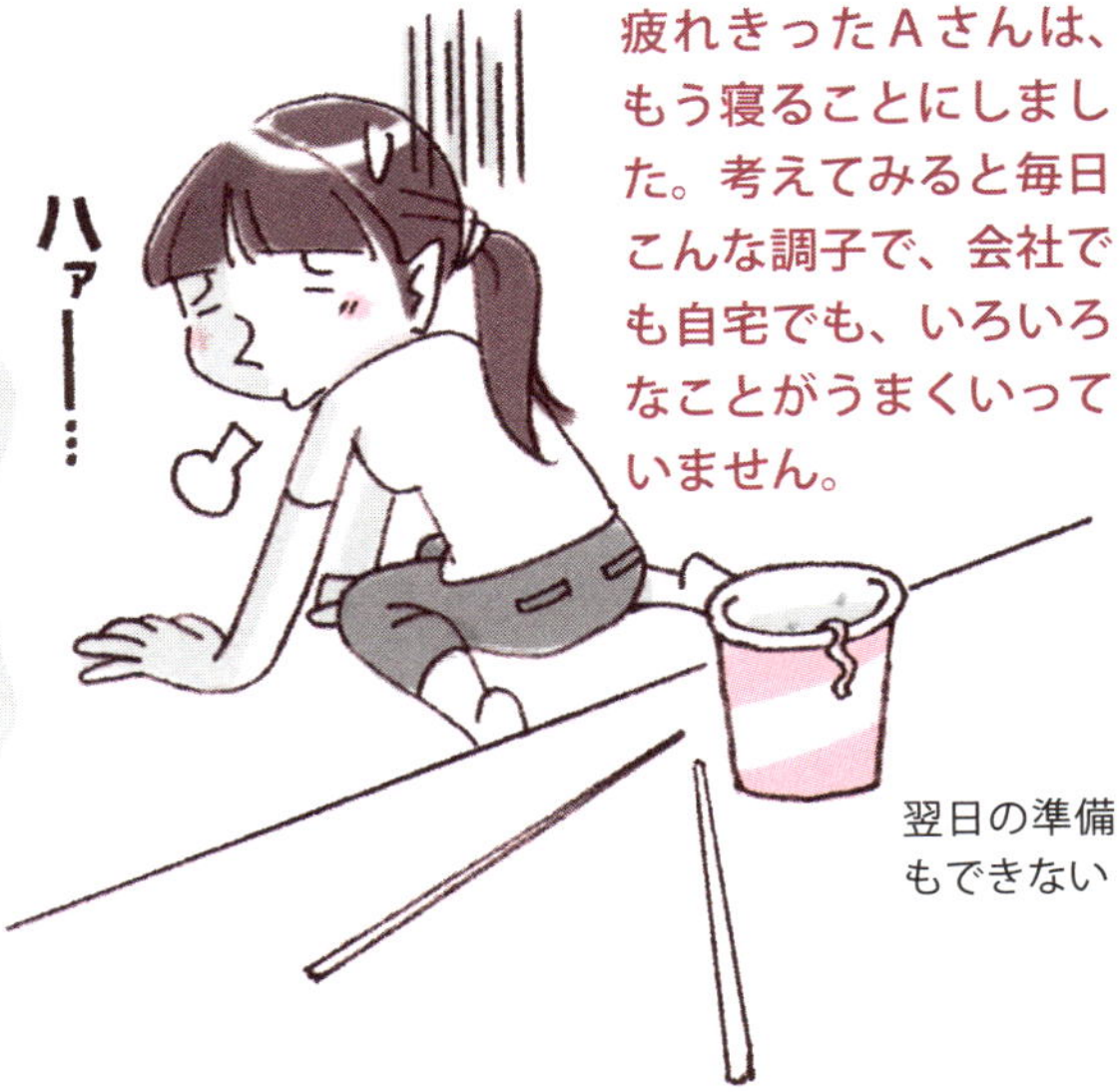

翌日の準備もできない

自分では一生懸命やっているつもりなのに

仕事や家事をいい加減にしているわけではありません。むしろ人一倍がんばっているのに、うまくいかないことばかり。ADHDの人は、そんな毎日が続いているのではないでしょうか。でも、自分はダメな人間だと思いつめないでください。ADHDの人に合った解決策を探っていきましょう。

なぜうまくいかないのか、考えてみましょう

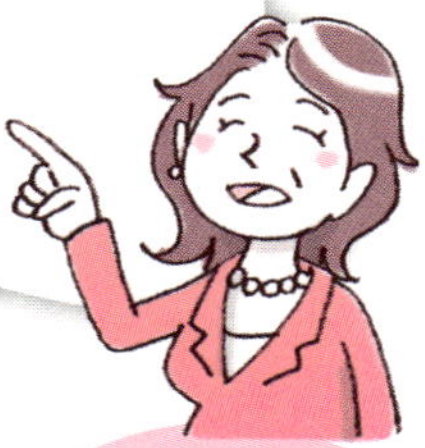

退社前

それまでダラダラしていたのでしわ寄せがきた

仕事の指示

忘れていて上司に叱られた

出社

ねぼうしたうえカギが見つからず家を出るのが遅れた

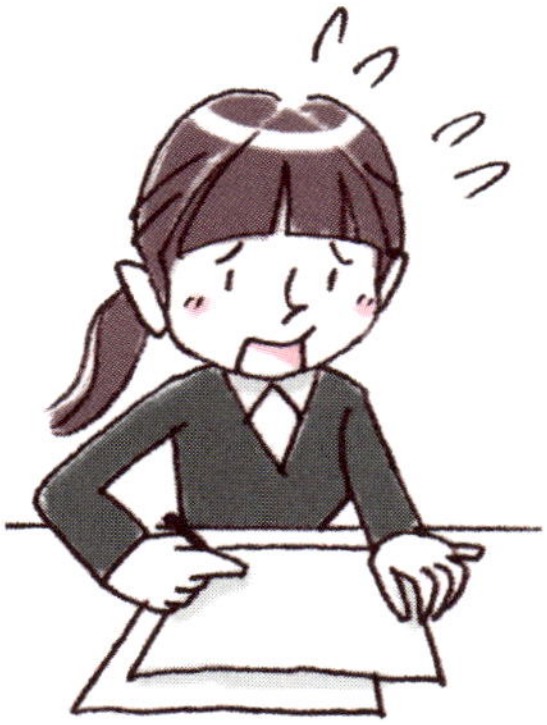

夕食の支度

材料がなくてつくれなかった

会議

準備不足からできもしない提案をして失敗

失敗を取り戻そうと、あわてふためいて一日じゅう走り回っている

▼

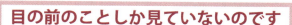

目の前のことしか見ていないのです

目の前にあることを片づける──このように場当たり的にする作業は連続性がありません。

▼ まるで

一つひとつが点のように散らばっています

なにをしておけばよかったのか、考えてみましょう

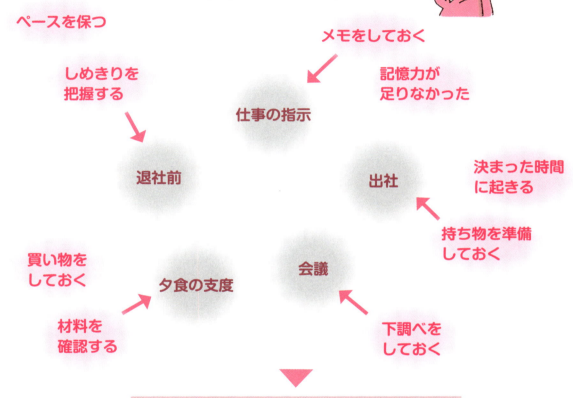

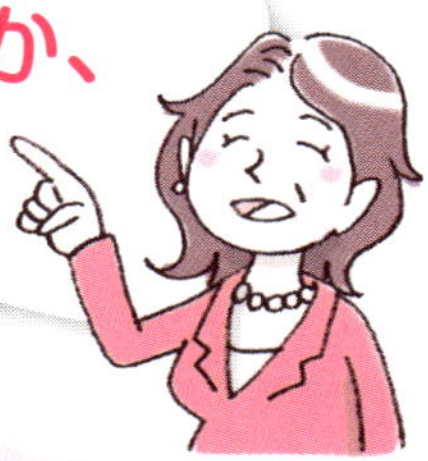

ペースを保つ

メモをしておく

しめきりを把握する

記憶力が足りなかった

仕事の指示

退社前

出社

決まった時間に起きる

持ち物を準備しておく

買い物をしておく

夕食の支度

会議

材料を確認する

下調べをしておく

▼

してておけばよかったことがありました

なんの準備が必要か、なにを見ておくべきだったか、足りなかったことや、しておけばよかったことがわかりました。

▼これらを考えて実行することが

失敗を避けるための、あなたの課題なのです

点と点をつないで
つながりを整理してみましょう

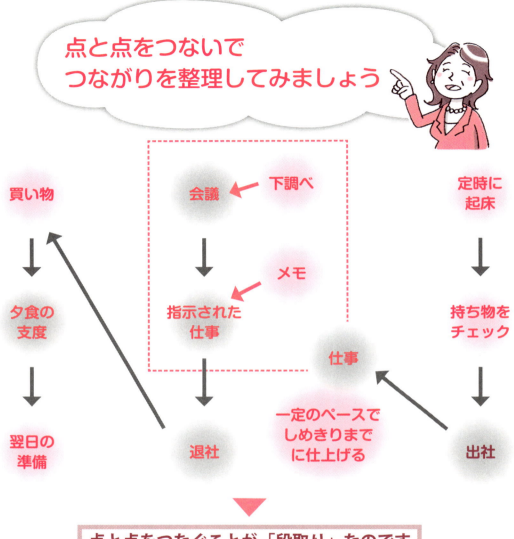

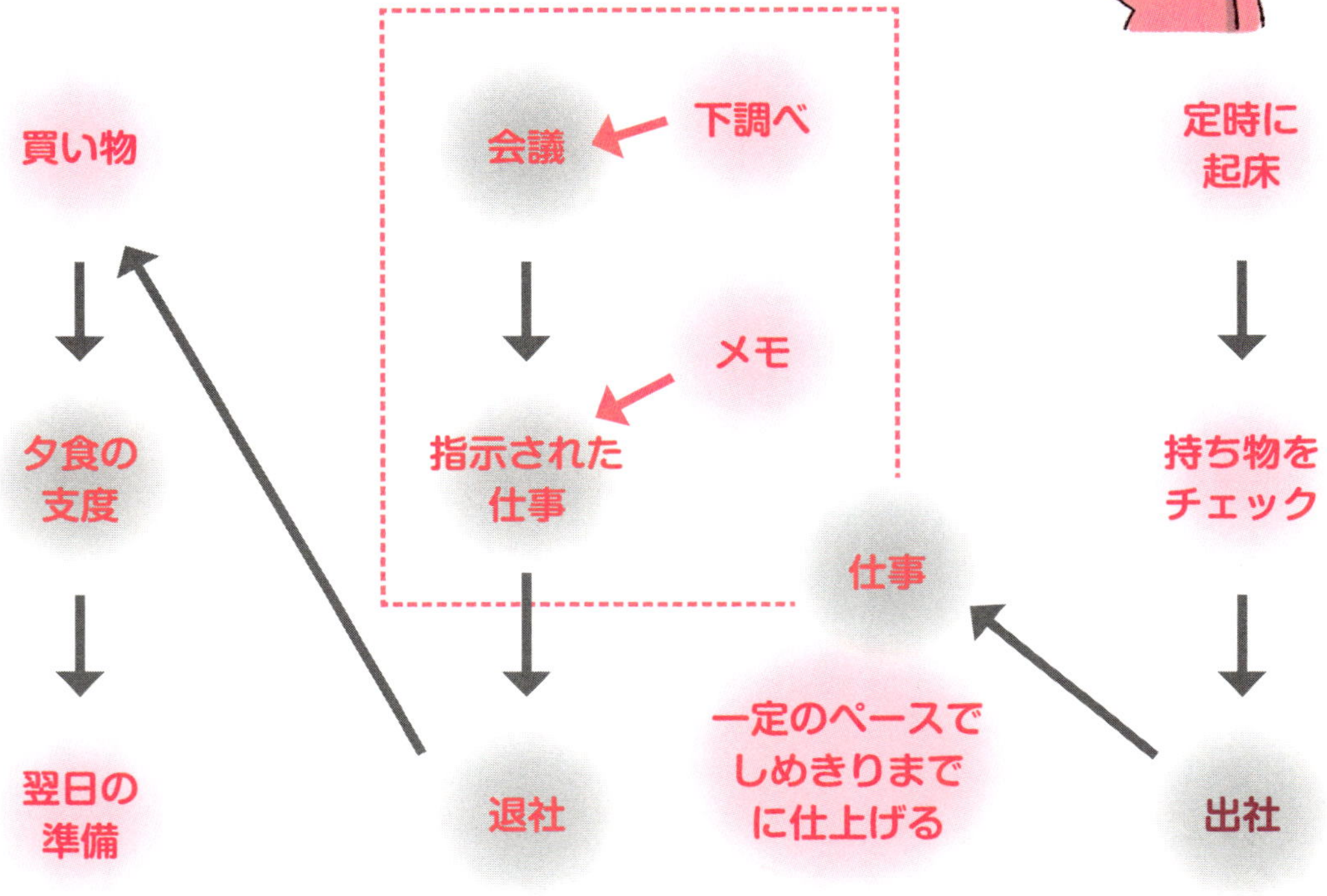

点と点をつなぐことが「段取り」なのです

仕事や家事の一つひとつを点としてとらえるのではなく、課題を意識しながらつないでいく。それこそが段取りです。

ADHDの人は

段取りする力「段取り力」を身につけましょう

1 段取り力をつけるための五つの課題

ＡＤＨＤの人に必要な「段取り力」とは
「ものごとの順序ややり方を決めること」
だけをいうのではありません。
「全体を見て行動する力」であり、
「ぶれずに進めていく力」でもあります。
段取り力をつけるために取り組んでほしい
五つの課題があります。

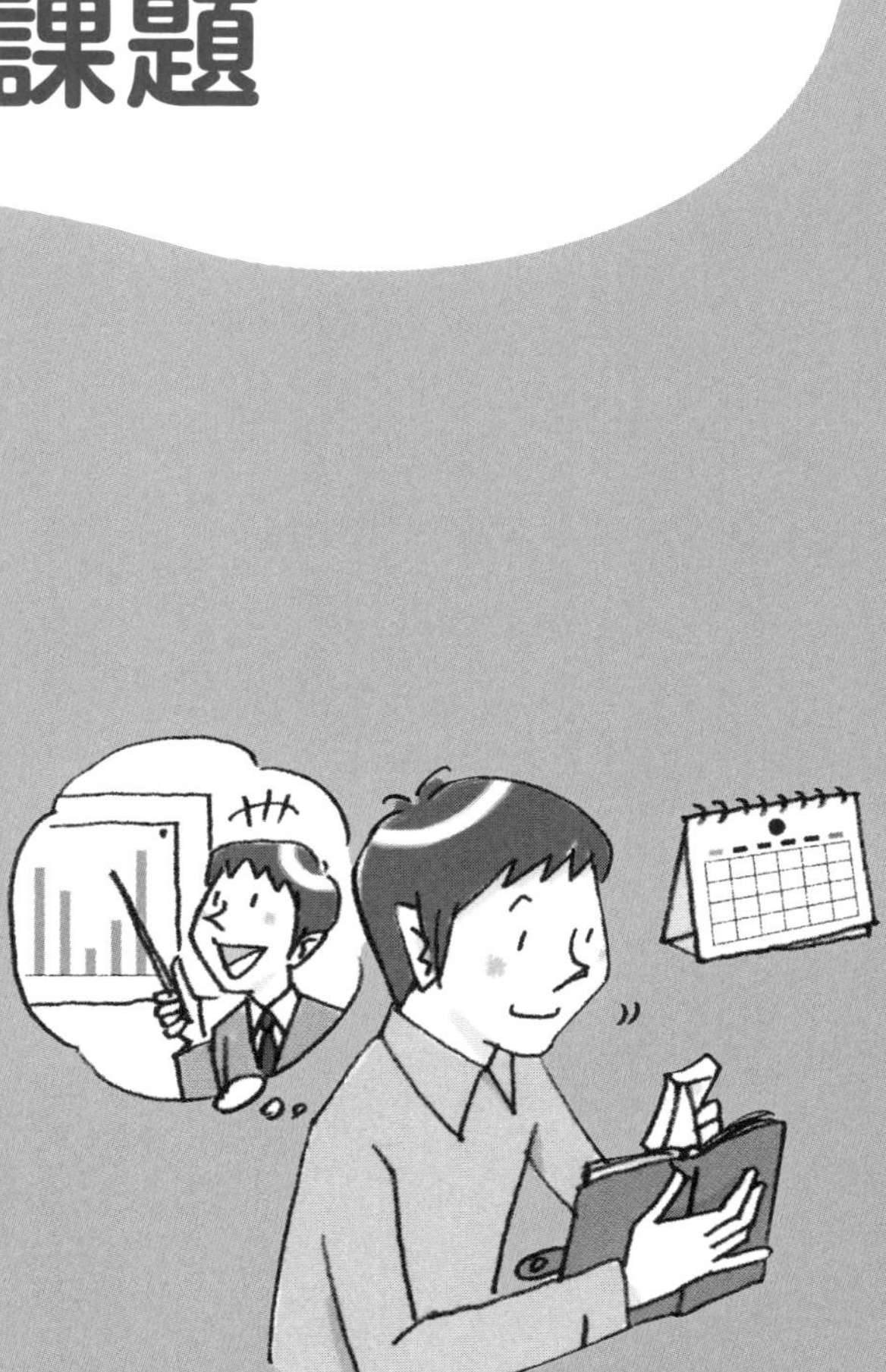

段取りの悪さから生活がうまくいかない

ＡＤＨＤの人は、やるべきことの順番を決め、着々とこなし、時間どおりに終わらせるということが苦手です。それは本人の努力の問題ではなく、ＡＤＨＤの特性によるものです。

ＡＤＨＤには三つの特性がある

ＡＤＨＤには、不注意、衝動性、多動性という特性があります。現れ方によって、不注意が強いタイプ、衝動・多動が強いタイプ、両方とも強いタイプに分けられます。

不注意

注意が散漫で、すぐに気が散る。集中力がもたず、一つのことをやりつづけることが困難。その反面、好きなことには集中しすぎる傾向がある。

不注意の例

- 集中できない
- 注意が維持できない
- 忘れ物、なくし物が多い
- 報告書の作成、書類の見直しが苦手
- ものの整理整頓ができない
- ものごとの順序立てが苦手

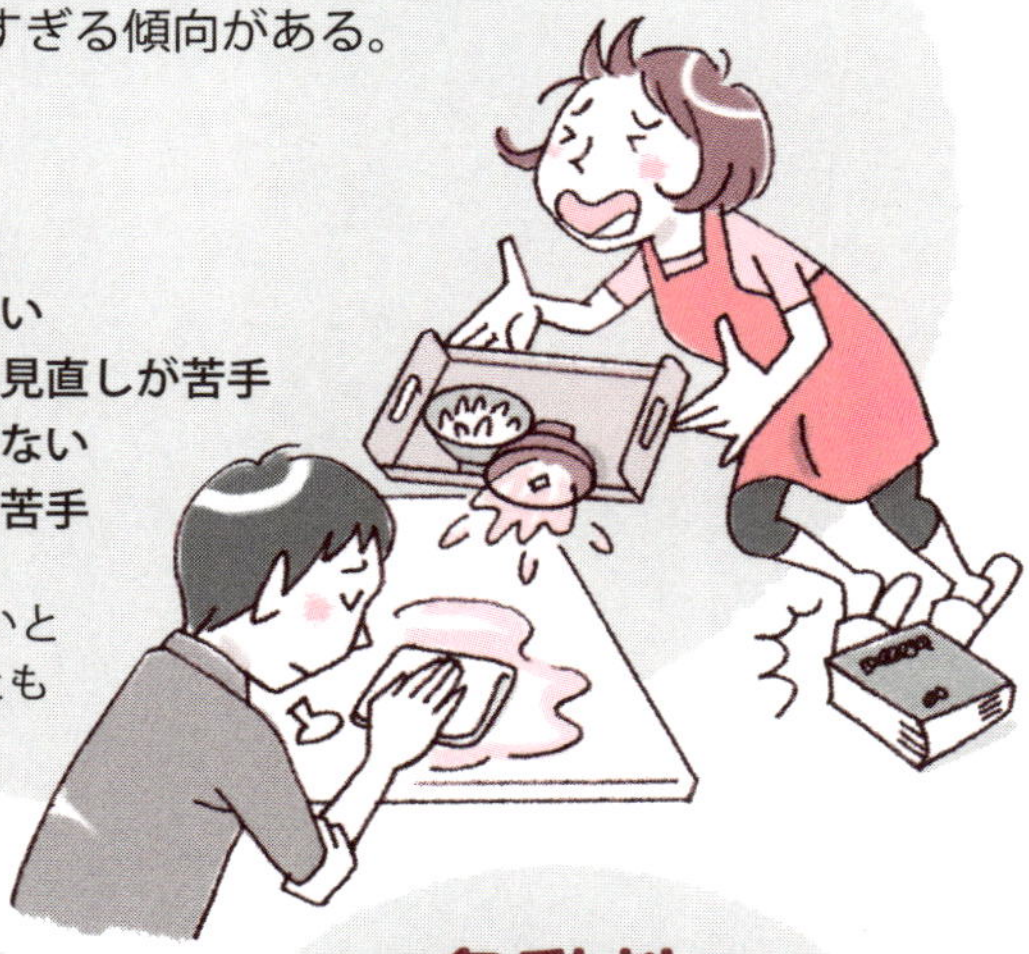

そそっかしいと言われることも

衝動性

思いついたらすぐに行動に移さないと気がすまない。判断と行動が直結している。その結果どうなるかを考える前に動き出す。

衝動性の例

- 人の話をさえぎる
- 順番が待てない

多動性

じっとしていられず、常に手足を動かしたり、もぞもぞとしていたりする。落ち着きがなく、退屈なことに耐えられない。

多動性の例

- おしゃべり。しばしばしゃべりすぎる
- 会議などでじっとしていられない

ADHDの特性によって段取りができない

ADHDの人は、仕事や家事の失敗が続き、周囲からはやる気がないように見えることがあります。準備や管理ができず、いつもドタバタしていたり、ボーッとしていたり……。

日常生活がうまくいかないのは、やる気や性格、怠け癖のためではありません。ADHDの特性によって、段取りよくものごとを進めることが苦手なのです。

困っていることは男女で少し違う

男性は衝動性と多動性の強いタイプが多く、女性は不注意が強いタイプが多いようです。

また、女性は仕事も家事もこなさないとならないのが現実。男性よりも負担が大きいうえに子育てが加わると、毎日大混乱で疲労困憊してしまいます。

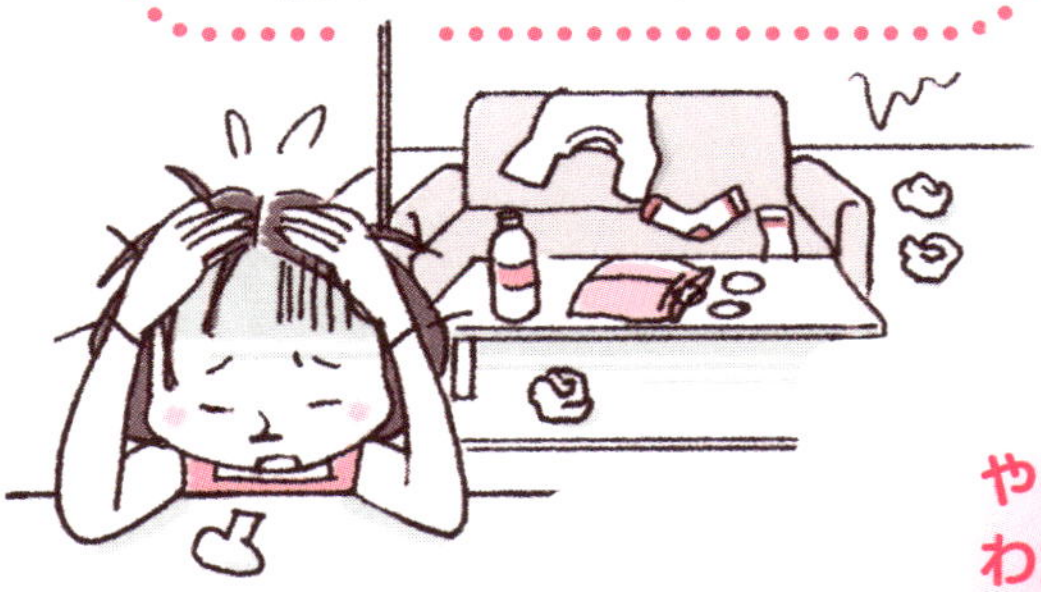

トラブルの背景にはADHDの特性がある

ＡＤＨＤの人が悩まされるトラブルには、三つの特性のうちのいずれかが、背景にあります。

やるべきことがわかっていても先送りし、とりかかれない
→ 不注意

すぐに気が散って集中できない
→ 不注意
→ 多動性

決められたやり方や手順にしたがって進められない
→ 不注意
→ 衝動性

約束や責任を果たせない
→ 不注意
→ 多動性
→ 衝動性

計画が立てられない、準備ができない
→ 不注意
→ 衝動性

落ち着かず、おしゃべり、きぜわしい
→ 多動性

じっくり考えたり待つことができない
→ 衝動性

視野を広く長くもち、道筋をつける力

一般的にいう段取りとは、作業を順序だてること。ただ、ＡＤＨＤの人に必要なのは、それだけではありません。もっと広い意味で、段取り力とはなにかを考えましょう。

一般的にいう 段取り

作業の順番や方法を決めて計画を立てること。滞りなく進行しているかどうかの管理を含めていうこともある。

本書での意味は違う

一般的にいう段取りだけでは、ＡＤＨＤの人の困難は解決しません。本書でいう「段取り」は、少し意味が違います。

しかし……

これでは解決しない

たとえば……

決められた順番や方法どおりに進められない

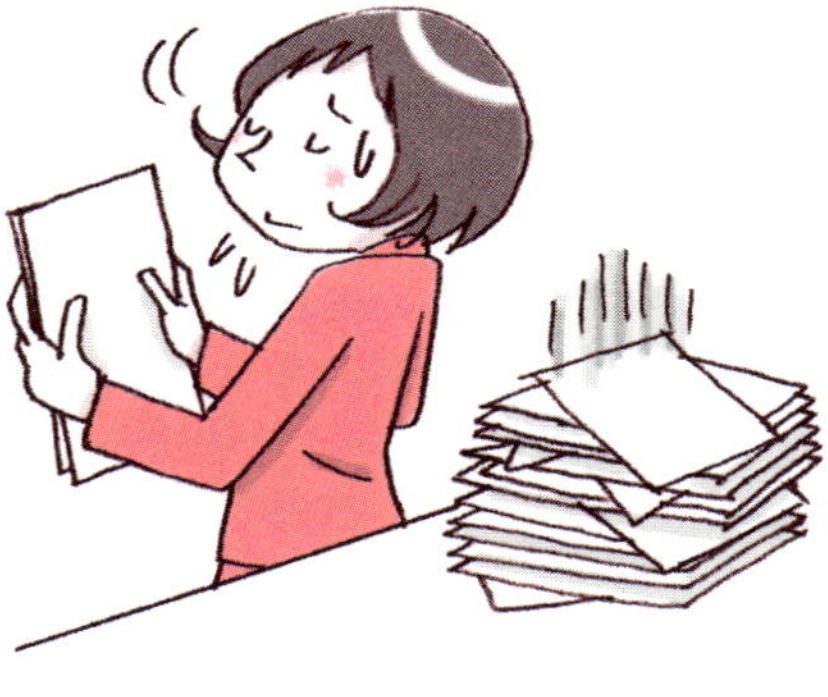

ＡＤＨＤでは、やる気が起きず、先送りすることも。一般的な段取りとは、別の力が必要

視野を「広く」、そして「長く」もつ

ＡＤＨＤの人は段取りが苦手ですが、始める前からつまずいていたり、予定どおりに進められないなどの困難を抱えています。一般的にいう「段取り」だけでは解決できないのです。

そこで本書では「段取り」にもっと大きな意味をもたせました。

段取りするときに大切なのは、先まで見ること。「○○をしたら◎◎になる。だから○○を先にする」「☆☆のために◇◇の準備が必要だ」などと、結果を考えながら段取りをすることです。

視野を「広く」もつだけでなく、先まで考えて「長く」もつことを意識してください。

本書でいう**段取り**

仕事や家事などをスムーズに進めるには、一つひとつの作業を点でとらえるのではなく、つながりをつけることから始めます。そのつながりが道筋です。道筋は「〇〇をしておけば◎◎ができる」など視野を広くとりながら、先も見て考えます。作業を進めるには、やる気を保ちつづけることも大切です。本書では、これらすべてを含めて「段取り」とします。

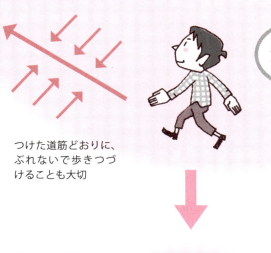

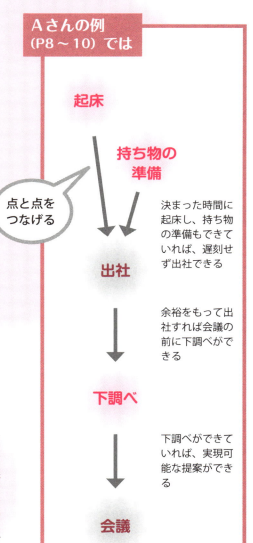

つけた道筋どおりに、ぶれないで歩きつづけることも大切

Aさんの例（P8～10）では

起床

持ち物の準備

点と点をつなげる

↓

決まった時間に起床し、持ち物の準備もできていれば、遅刻せず出社できる

出社

↓

余裕をもって出社すれば会議の前に下調べができる

下調べ

↓

下調べができていれば、実現可能な提案ができる

会議

段取りする力 ＝**段取り力**

段取り力が身につくと、苦手だったことが少しずつこなせるようになり、仕事や家事をスムーズに進められるようになります。

そのためには

あなたも、うまくいかなかったことを見直してみると、足りなかったことがあったはずです。それが、点と点をつなぐための課題です。

五つの課題を意識すれば毎日が変わる

段取りとは、先を見ながら点と点をつなぎ、道筋をつけることです。そのとき、ＡＤＨＤの人は、足りないものを補いながらおこなうことが大切です。それが五つの課題です。

五つの課題

段取りをするとき意識したいことが五つあります。順番におこなうようなものではありません。仕事や家事のシーンで、これらの課題があることを意識しながら、準備や管理などをしていってください。

２章から、仕事や家事がうまくいかないシーンで、意識したい課題を 課題１ 時間の管理 などで示しています。

仕事や家事が進む

課題１ 時間の管理

場当たり的に気ままに生活するのではなく、時間を区切って生活しよう。仕事や家事だけでなく、生活するうえでの基本のスケジュールを決める。

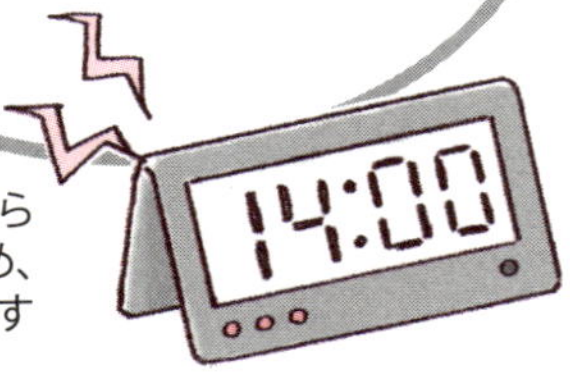

○時までに終わらせるなどと決め、タイマーを鳴らす

課題２ ものの管理

ＡＤＨＤでは、片づけが苦手だという人が多い。ものの量や置き場所を決める。増やさない、探さない、なくさないをめざす。

多くのトラブルがこれで防げるようになる

仕事や家事がうまくいかずに悩んでいるのなら、段取り力をつけることをおすすめします。

段取り力があれば、ＡＤＨＤの特性によるトラブルのうち、多くは改善されるでしょう。ＡＤＨＤの特性は多岐にわたり、すべてが段取り力だけで解決するものではありません。ただ、五〜七割ぐらいは、段取り力をつけることで解決するか、解決への糸口をつかめるようになるでしょう。

そのための課題は、大きく五つにまとめられます。作業をスムーズに進めるために、どんな課題が必要か、見ていきましょう。

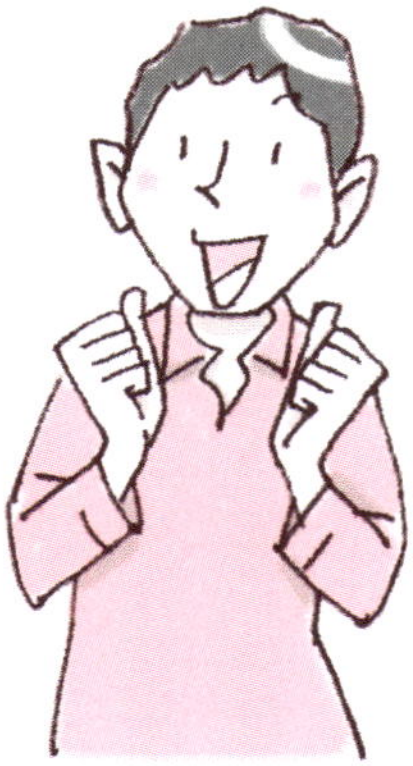

心のエネルギーを
補えば、またやる
気が出てくる

課題3 プランニング

ものごとを感情で決めてしまいがち。優先順位を考えて方法と順番を決めよう。いわば一般的にいう段取りの部分。簡単なやり方から始めるとよい。

課題4 記憶の補強

「忘れた！」ではすまされない。メモを活用しよう。手帳、カレンダー、パソコン、スマホ。なんでもいいので、とにかく書く。

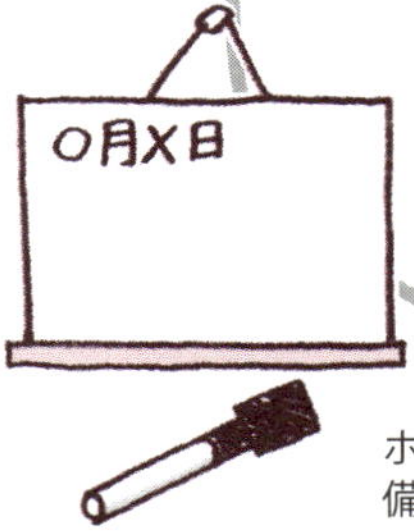

ホワイトボードを常
備するのもよい方法

課題5 （気持ちの）持続力

集中力、モチベーションを保つこと、心のエネルギーを切らさないこと、焦らないことなど、（気持ちの）持続力の意味は広い。こうした力が足りない傾向があるので、休憩をとったり、今の状況を把握したり、自分を励ましたりしよう。

クリア

ＡＤＨＤの人には長所
もいっぱい。毎日がう
まくまわるようになる
と、本来の力が発揮で
きるようになるはず

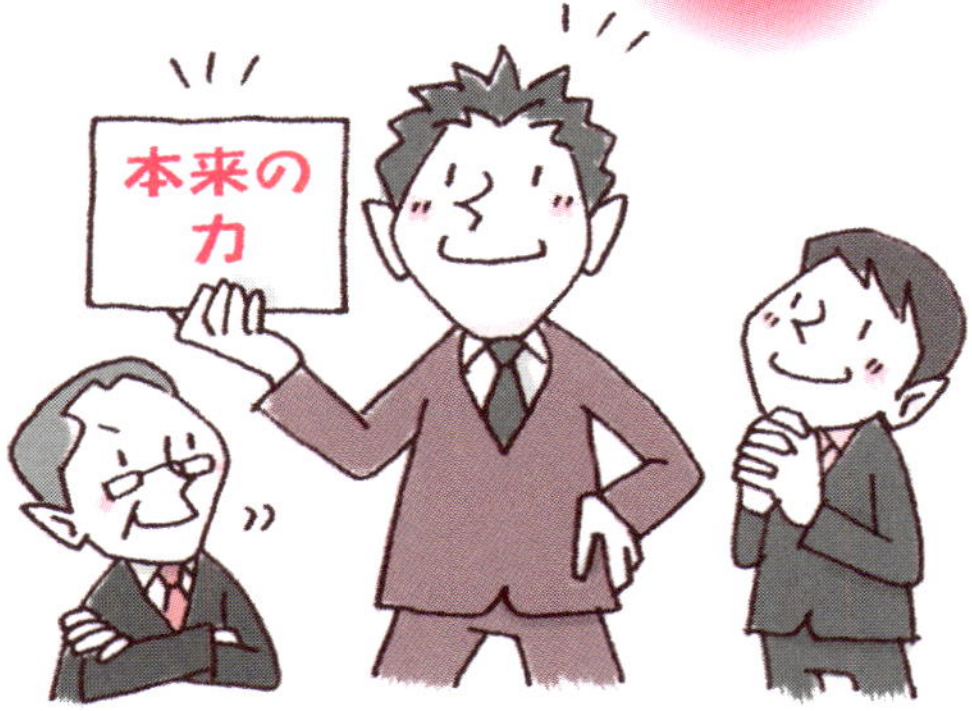

時間を多めに見積もり、枠組みをつくる

仕事や家事にいつも追われているＡＤＨＤの人。時間配分せず、いきあたりばったりで生活していませんか。時間は自分で管理するものです。まず、時間の枠組みをつくりましょう。

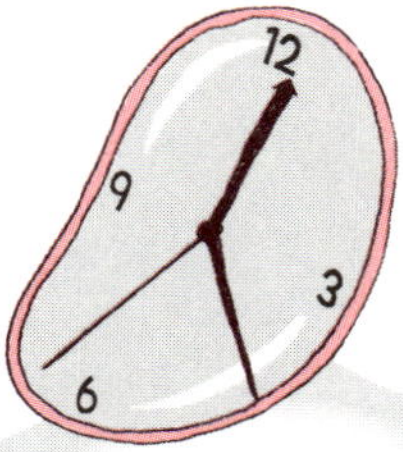

弱点を知ろう

トラブルのなかには、時間にかかわることが多いのでは？　もしそうなら、時間を管理することを意識しましょう。

時間の観念がほかの人と違うらしい

好きなことに没頭し、あっという間に時間が過ぎている

長期のスケジュールがよめない

遅刻が多い

しめきりに間に合わない

いつもなにかに追いまくられている

時間の読みが甘い

あなたは

時間の感覚が弱いのです

遅刻や仕事のしめきりに間に合わないのは、時間というものを意識する感覚が弱いため。目先のことや楽しいことを優先し、時間のことが頭から抜けてしまいがちです。

しょっちゅうあわてていませんか

しめきりは忘れていなくても、そこに至るまでの時間を管理していないので、いつの間にか時間がなくなります。しめきりを守ろうとして、バタバタあわてる結果に。

「時間の管理」をしよう

　まずやるべきことと、使える時間を考えます。全体を把握してから個別に決めていきます。個別の作業をはめこむときには、余裕をもたせることが大切です。

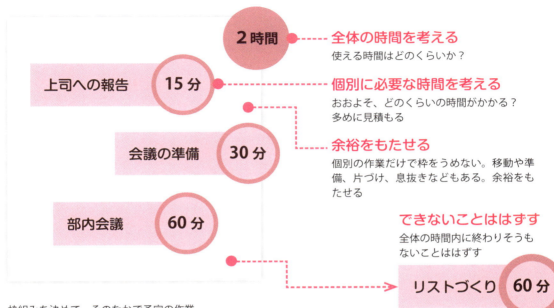

2時間 ―― **全体の時間を考える**
使える時間はどのくらいか？

上司への報告　15分 ―― **個別に必要な時間を考える**
おおよそ、どのくらいの時間がかかる？
多めに見積もる

余裕をもたせる
個別の作業だけで枠をうめない。移動や準備、片づけ、息抜きなどもある。余裕をもたせる

会議の準備　30分

部内会議　60分

できないことははずす
全体の時間内に終わりそうもないことははずす

リストづくり　60分

枠組みを決めて、そのなかで予定の作業が終わるようにする。時間にふりまわされるのではなく、自分で時間を管理する

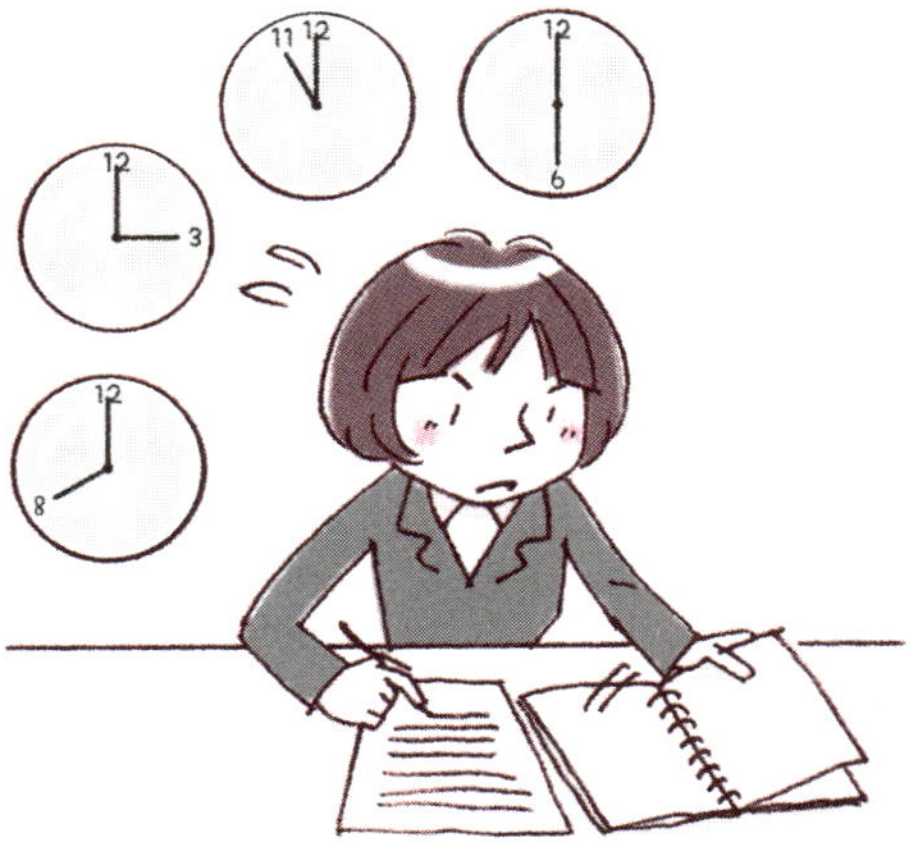

時間は管理するものと意識しよう

　一日を段取りよく計画的に過ごすには、時間割をつくり、それにしたがって進めていくのが基本。時間の枠組みを決めれば、目先のことに没頭して時間に遅れることも少なくなります。

　まず全体の時間がどのくらいあるかを見ます。その時間内で、なにを何分あるいは何時間するかをはめこみます。これで枠組みができあがり。枠に入りきらない作業は、はずします。

定位置を決め、使ったらもとに戻す

「あの書類はどこ?」職場では探し物ばかり。自宅でも「鍵はどこ?」——生活の多くの時間をもの探しに費やしていませんか。あなたは「ものの管理」が弱点なのです。

弱点を知ろう

　片づけが苦手というＡＤＨＤの人は多いようです。しかし、ものの管理とは、片づけだけのことではありません。量や使い方の問題もあります。

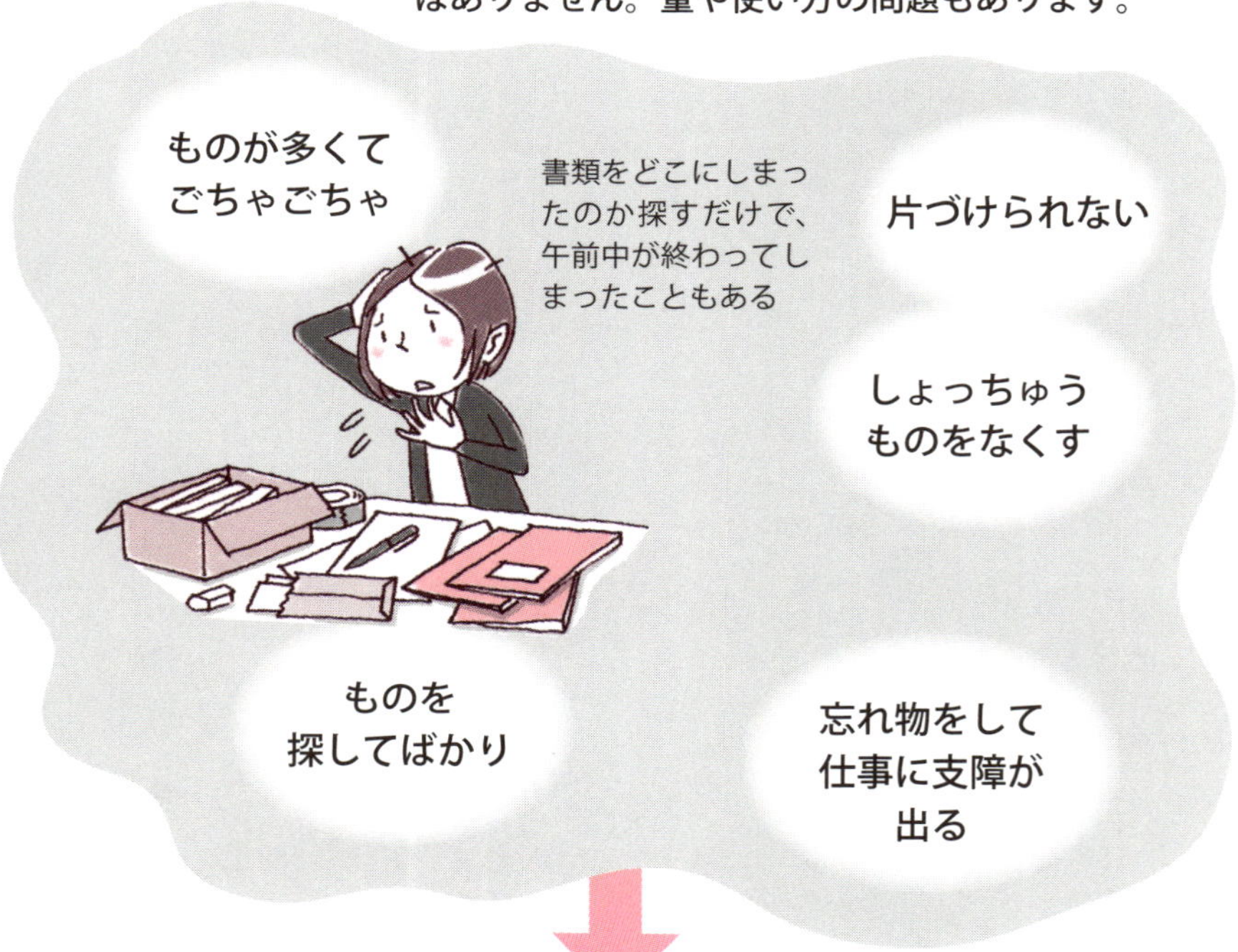
ものが多くて
ごちゃごちゃ
書類をどこにしまったのか探すだけで、午前中が終わってしまったこともある
片づけられない
しょっちゅう
ものをなくす
ものを
探してばかり
忘れ物をして
仕事に支障が
出る

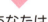

あなたは

次に使うことを考えていないのでは

一つ終わったら一つ片づけるという習慣が身についていないのでは？　使ったものを無秩序に置いているのです。また使うことがあると意識しましょう。

ものに感情移入しています

片づけられないのは、量が多いせい。これも大事、あれも大事ととっておくからです。とっておく基準が、好き＝大事になっていませんか。

「ものの管理」をしよう

ものは使うためにあります。ですから、次に使うために定位置に戻すことが重要です。しかし、ADHDの人の場合、定位置を決める前に、まず管理すべきものの量を減らしましょう。

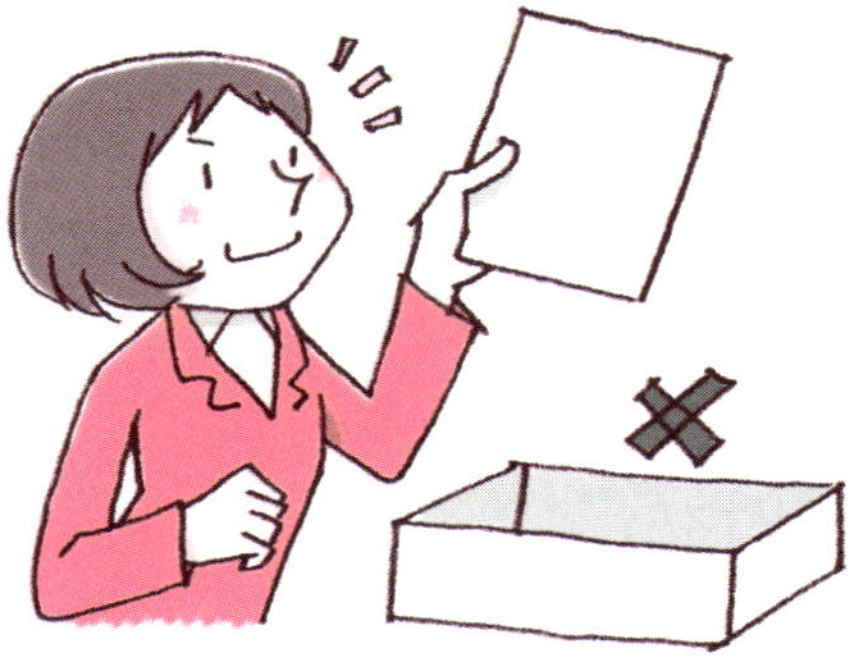

「とりあえずここに置いておこう」はダメ。置いたことを忘れたら探すハメに陥るのは必至

まずものを減らそう

ものを処分しよう。そのとき意識したいのは、好き嫌いで判断しないこと。「使えるから」もダメ。使えるけれどいらないものをとっておくハメになる。実際に「使うかどうか」が基準。

使う

くり返し

戻す

管理しやすくなる

量が多いと管理しきれない。ものが散らかるのは量の多さも大きな原因。自分が管理できる程度の量にすることがスタート。

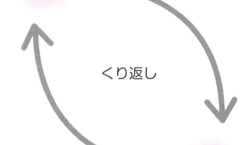

定位置を決めることが重要

ものの定位置、つまり住所が決まっていないから、どこにでも置いてしまうのだ。すべてのものの住所を決めよう。決まっていれば、使ったあと、絶対にそこに戻すことで、次に困らない。

ものの量と置き場所を管理する

ものの管理には、押さえておきたいポイントがあります。

まず、ものの処分。好きだから、必要そうだからととっておかず、ものを減らします。

次に、ものの置き場所を決めること。片づけが苦手なのは、ものの置き場所が決まっていないことが大きな原因です。ものは使う、戻すのくり返しです。定位置を決めたら、かならず戻しましょう。

これらのポイントを押さえないと、探す時間と心のエネルギーのむだ遣いになります。

なにをどの順番でするかを決めておく

時間の枠組みのなかで、気のおもむくままに、あるいは好きなことから、始めていませんか。なにから始めるか、次になにをするか。効率よく進められるよう、計画を立てましょう。

弱点を知ろう

作業を始めてから足りないものに気づいていては、遅れるもとです。イライラしたり、あせってミスをすることも。どうしてこんなにドタバタしてしまうのでしょう。

「先送り」する
ことがよくある

準備不足

ペースに
ムラがある

間に合わない

レベルが
落ちてしまう

やすうけあい

どれを先にすれば
いいかわからない

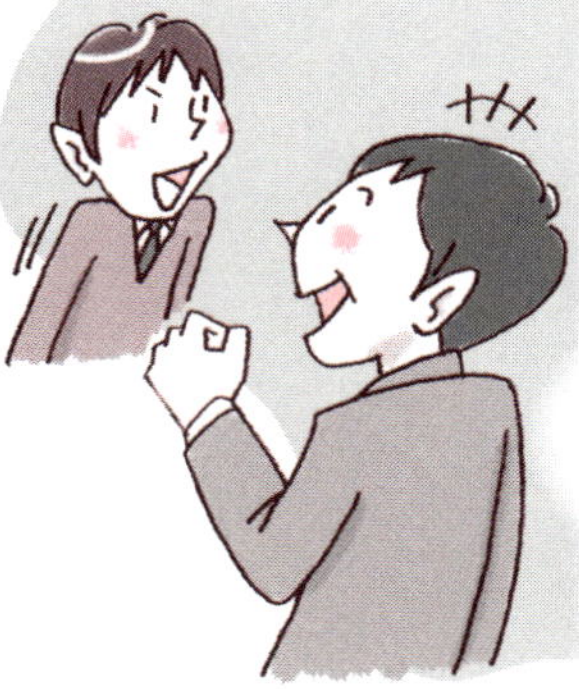

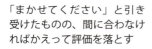

「まかせてください」と引き受けたものの、間に合わなければかえって評価を落とす

あなたは

やることを、好き嫌いで決める傾向があります

やることの順番を、好き嫌いをもとにして決めています。好きなことには集中して時間をかけるので、嫌いなこと（でも、やるべきこと）をする時間が足りなくなります。

目先のことにとびついていませんか

全体を把握しないまま、目についたことから始めてしまいます。衝動や思いつきも少なくないようです。まず優先すべきものと、それをいつまでにするのかを考えましょう。

「プランニング」をしよう

時間の枠組みをつくり（Ｐ18 参照）、そのなかでどうすれば効率よくできるかの順番を考えます。準備が必要なものは、その準備の時間もとります。優先順位の高いものを先にもってきます（Ｐ37 参照）。

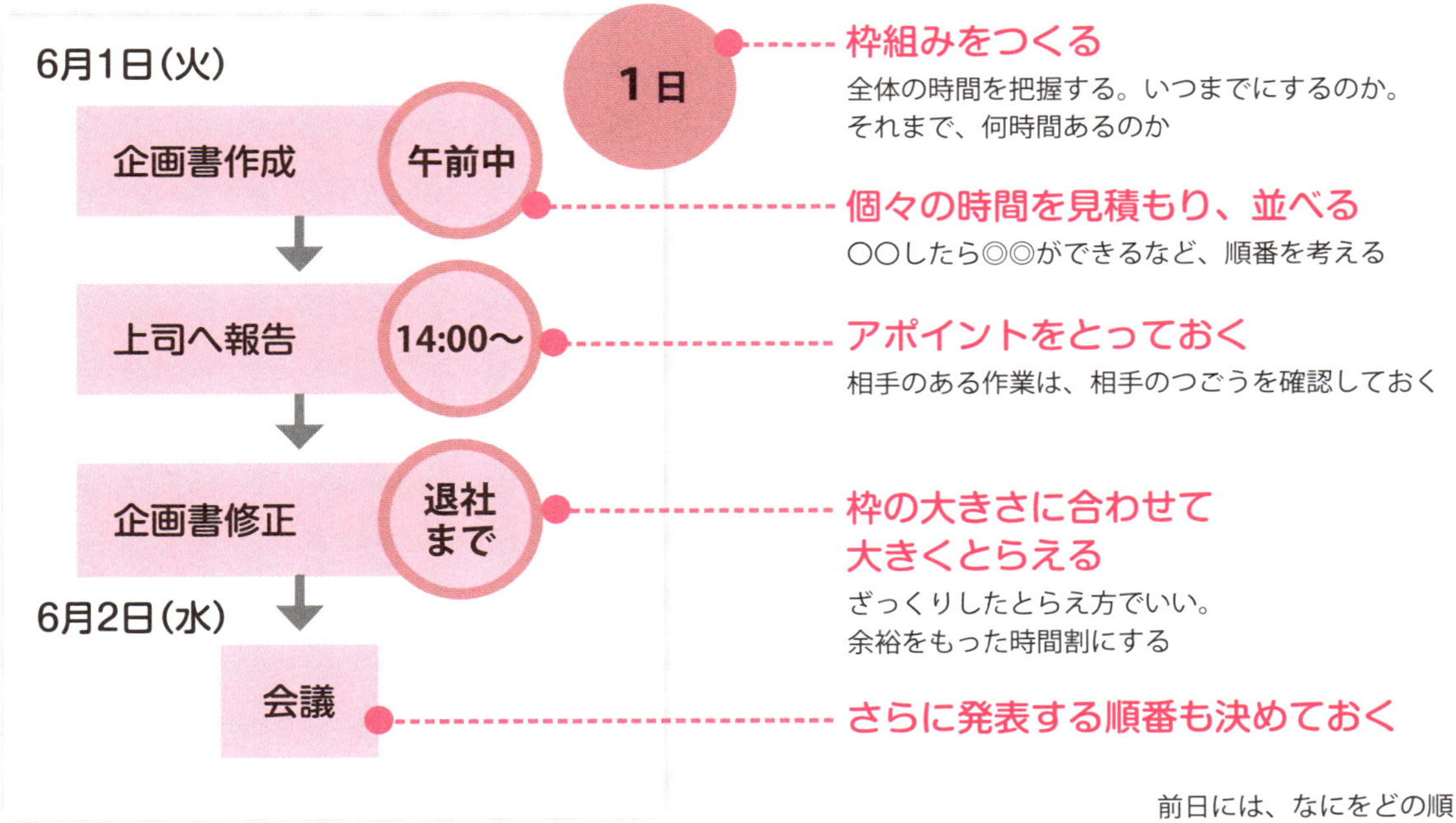
6月1日（火）
1日
企画書作成
午前中
上司へ報告
14:00〜
企画書修正
退社まで
6月2日（水）
会議
枠組みをつくる
全体の時間を把握する。いつまでにするのか。それまで、何時間あるのか
個々の時間を見積もり、並べる
〇〇したら◎◎ができるなど、順番を考える
アポイントをとっておく
相手のある作業は、相手のつごうを確認しておく
枠の大きさに合わせて大きくとらえる
ざっくりしたとらえ方でいい。余裕をもった時間割にする
さらに発表する順番も決めておく

もっとも効率のよい順番を考えよう

プランニングとは、なにをするか、どの順番ですれば効率がよいかを考えて決めておくことです。効率のよさとは、営業成績を上げるなどの意味ではありません。〇〇をしておけば◎◎ができるなど、スムーズに進められることです。

いつまでになにをすませるか全体を把握します。上司への確認など、相手のある作業なら、まず相手のつごうを確認します。

前日には、なにをどの順番で発表するのかおおよそ決めておく。思いつきの発言を減らそう

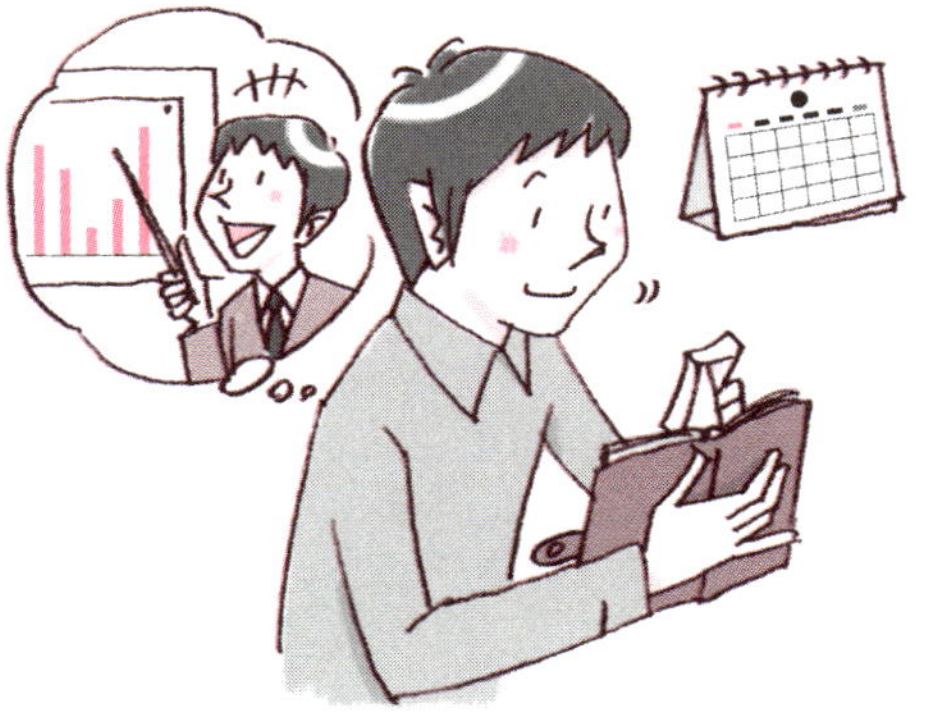

書くことで「忘れた！」を減らす

「忘れました」では自分も困るし、やがて信用をなくすことに……。「このくらいなら覚えていられる」などと、過信は禁物。記憶をカバーする方法を考えましょう。

弱点を知ろう

記憶することが弱点だと、その影響は忘れ物だけにとどまりません。うっかりミスや、聞きもらしなども、記憶に関連しています。

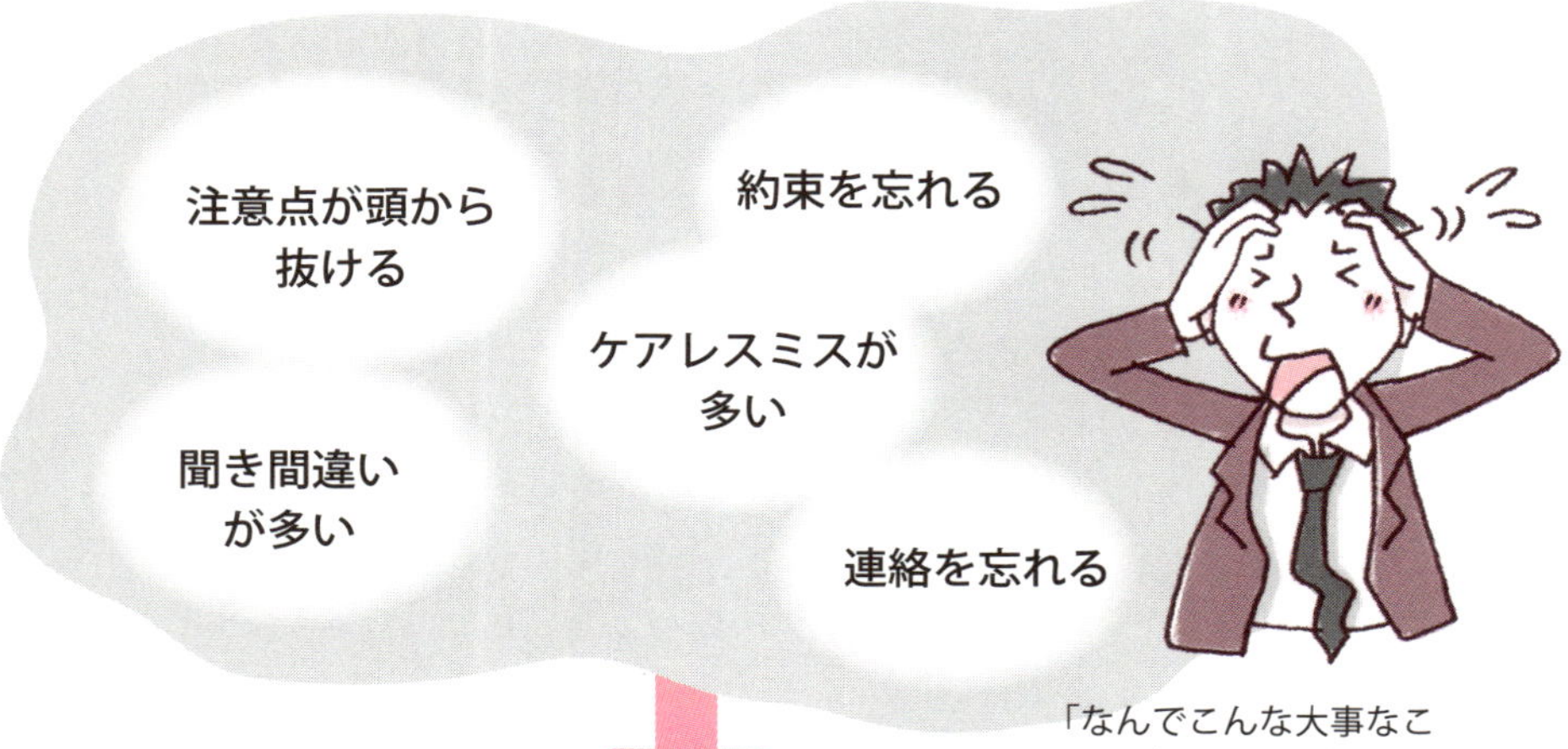
注意点が頭から抜ける
約束を忘れる
ケアレスミスが多い
聞き間違いが多い
連絡を忘れる

「なんでこんな大事なことを忘れたんだろう」と、自分を責めても、もう遅いということも

あなたは

記憶のお盆が小さいのです

人は、経験をもとに未来を推測して行動します。そのとき、記憶の倉庫から関連する記憶を取り出しています。しかし、ＡＤＨＤの人は、記憶をおいておく「お盆（ワーキングメモリ）」が小さい傾向にあります。

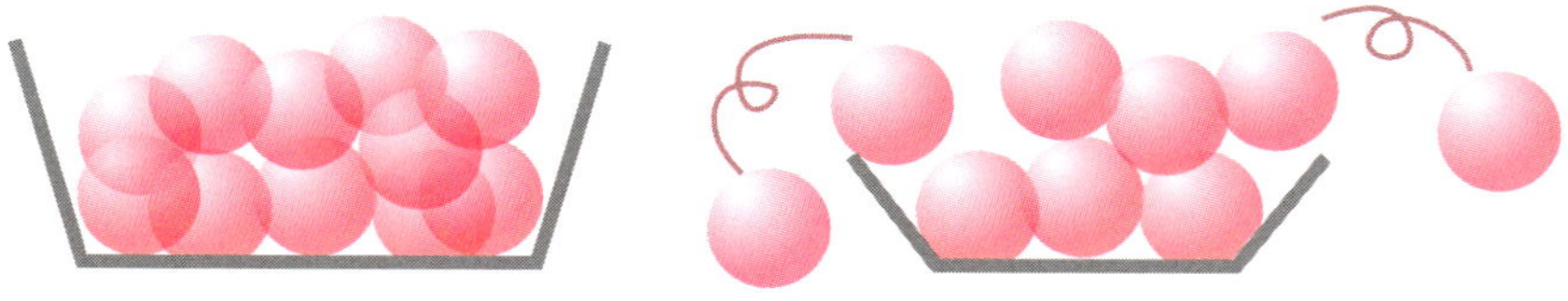

ＡＤＨＤではない人は、作業に必要な記憶がお盆に収まっている

ＡＤＨＤの人は、お盆が小さいので、記憶がこぼれてしまっている

「記憶の補強」をしよう

　記憶するためには、見たり聞いたりしたときに、メモをとることが基本。メモをとったら声に出すなどして、記憶を補強します。

書く

手を動かすことで記憶を補強。すぐに、その場で書く。決めた手帳に書こう。

声に出す

書きながら、声に出すことで記憶しやすくなる。

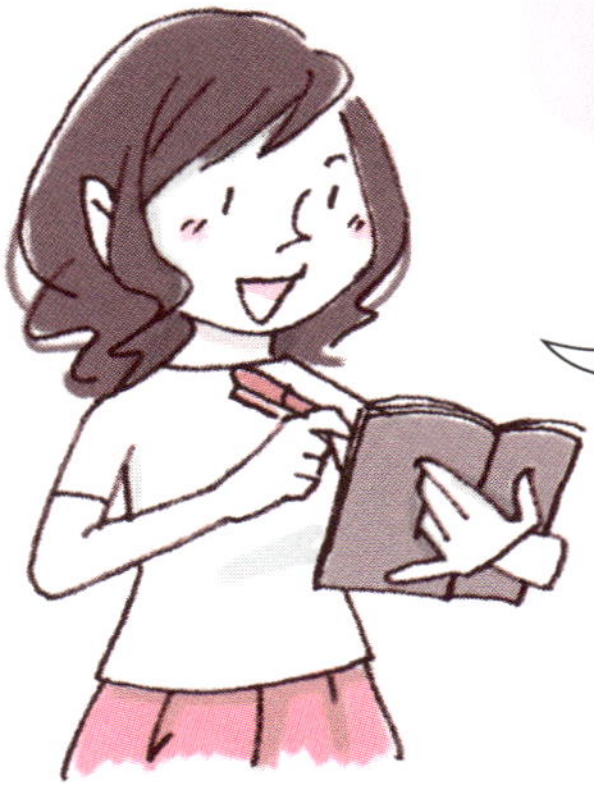

イメージする

メモに書いたら、そのとおりに行動する自分をイメージし、脳にやきつける。

見直す

メモは書くことも大切だが、何度か見直す。せっかく書いても、書いたことじたいを忘れないように。

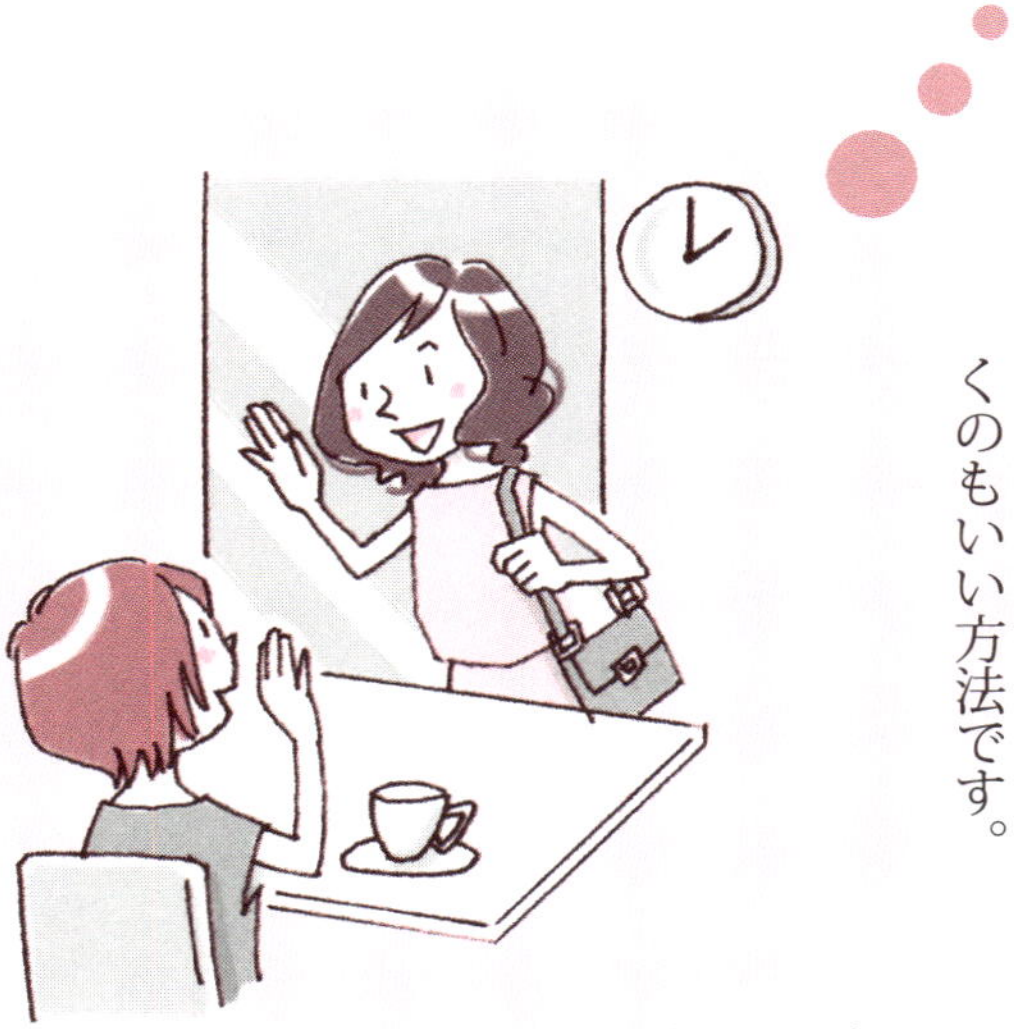

喫茶店で２時に○○さんに会っている自分をイメージする

「覚えておこう」はムリだと思って

　作業をするときには、その手順や注意点などを頭におきながら進めるものです。これはワーキングメモリとよばれる、記憶の「お盆」のようなもの。ところがＡＤＨＤの人は、お盆が小さめなので、すぐにあふれてしまうのです。

　なんとなく眺めて覚えておこうとするのはムリ。メモをとりましょう。また、パソコンなど、自分の脳以外のどこかにメモしておくのもいい方法です。

心のエネルギーを補給して持続力を保つ

せっかく計画を立てても実行に移ると、いつの間にか横道にそれたり、飽きてしまったり。同じことに取り組みつづけるのが苦手です。心のエネルギーを補給しましょう。

ルーティーンワークができず、雑務にはすぐに飽きる。それを態度に出してしまう

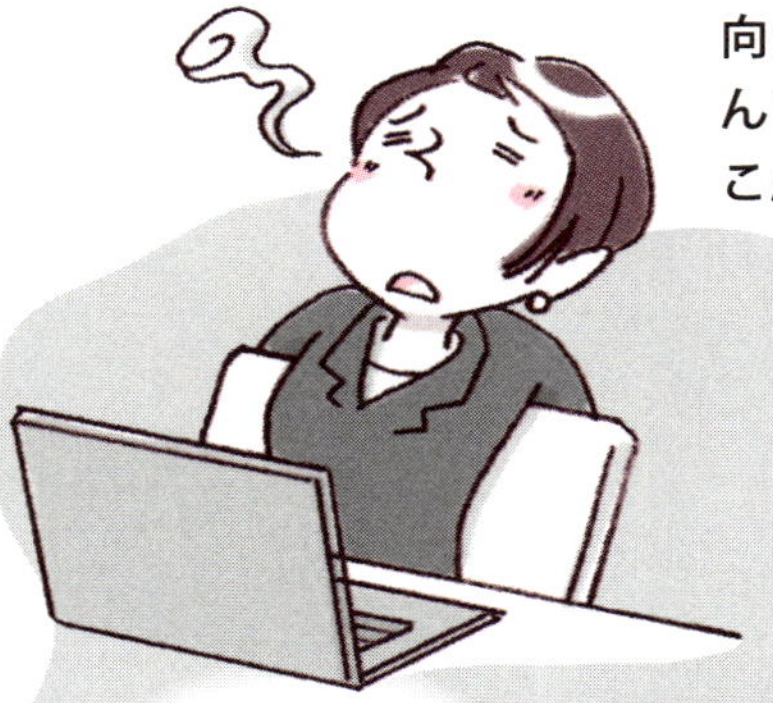

弱点を知ろう

集中するのが苦手で、あきらめやすい傾向があります。失敗すると、すぐに落ち込んで、なにも手につかなくなってしまう。こんなことがありませんか。

- モチベーションがすぐに下がる
- 仕事に飽きる
- 気が散って集中できない
- 家事がたまる
- 一つのことに集中しすぎる
- イライラや不安、眠気で手が止まる

あなたは

短距離ランナーなのです

持続は苦手ですが、瞬発力はあります。いわば長距離より短距離が得意なランナー。作業を細分化するなど、自分に合ったペースで作業を進められる方法を考えましょう。

アンテナを張りすぎていませんか

興味や好奇心いっぱいで、刺激に反応しやすい面があります。やるべきことを紙に書いて貼り、気をそらさないようにしたり、静かで集中できる環境をつくるのもいいでしょう。

気持ちの「持続力」を保とう

ＡＤＨＤの人は心のエネルギーを一気に使ってしまいがちで、すぐにへたばりやすいのです。気持ちを持続させるために、作業の途中で心のエネルギーをこまめに補給しましょう。

♥＝心のエネルギーを補給する方法

2時間 ―― 全体の枠を決める

食器洗い 15分 ―― この時間内で終わらせる
無理をせず、決めた枠内でできる作業量にする

↓

休憩 ―― 休憩をはさむ ♥
こまめに休もう

洗濯物の片づけ 30分

↓

休憩

↓

アイロンがけ 30分 ―― やりやすい順番を考える ♥
洗濯物をとりこんだあとで、必要なものだけにアイロンをかける

↓

休憩

ここまでできたら自分をほめる ♥
ごほうびを用意しておいてもいい。ごほうびは、心のエネルギーを補給する有効な方法

♥ 環境づくり（食器洗い～アイロンがけ）
気がそれないよう、集中できる環境をつくる

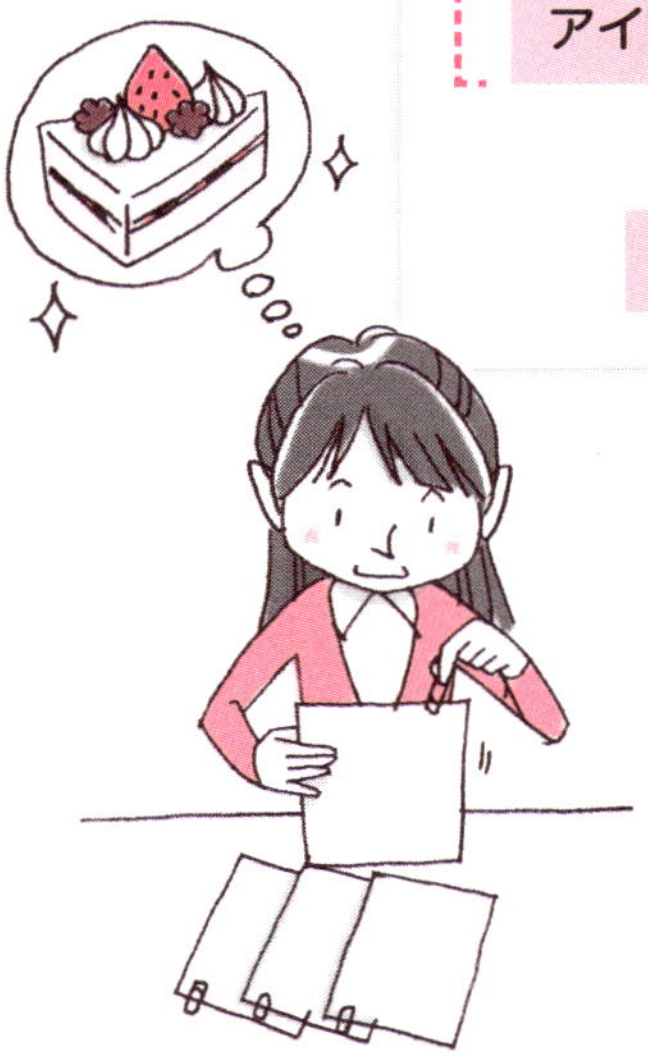

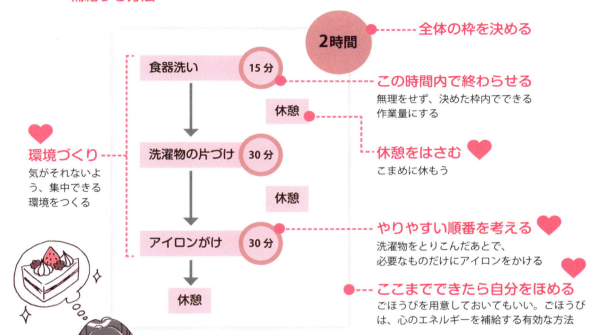

決めた作業を終えたら、計画どおりにできた自分にごほうび。ごほうびが待っていると思うと、集中して進められる

自分の特性に合った進め方を考えよう

目新しいことには意欲的に取り組むけれど、単純作業は苦手という人が多いようです。持続力、粘り、根気などの心のエネルギーが短時間で不足しがちなのです。

一気にやろうとせず、作業を小分けにして取り組むほうが向いています。休憩をはさめば変化もつきます。

また、失敗すると落ち込みやすいのですが、過剰に自分を責めないでください。「やればできる」という気持ちを忘れず、プラス思考を心がけましょう。

一日を見直し、翌日の段取りをしよう

あっという間に一日が終わり、失敗ばかりが思い出され、落ち込んでしまうかもしれません。だからこそ、くつろぐ時間が必要です。しっかり休んで、翌日の段取りをしましょう。

毎日、一五分間、ゆっくりする時間をとろう

失敗を思い悩むより、原因を探り、次に活かせば失敗でなくなります。毎日、休む時間をとりましょう。一五分間でいいのでゆっくり落ち着いて休みながら、今日をふり返り翌日の予定を見直します。

やることをイメージして、持ち物の準備などをします。うっかり忘れることが減るでしょう。

夜、手帳を見ながら

メモは見直す習慣に。毎晩、くつろぎながら確認する時間として15分間をとり、翌日の予定をイメージします。

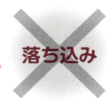

落ち込み

失敗をすることもあるが、落ち込まないで。今度はうまくいくかもしれない。失敗を反省に変えればＯＫ

反省

足りなかったこと、クリアできなかった課題はなんだろう。どうすればうまくいく可能性がアップするかなどを考えて

見直す

手帳を見直しながら、予定を確認。どういった進め方にするか、段取りを立てる。必要ならスケジュールを書いておく

くつろぐ

夕食後など、くつろぎながらあれこれ考える時間をとる。うまくいく自分をイメージしながら、しっかり休む

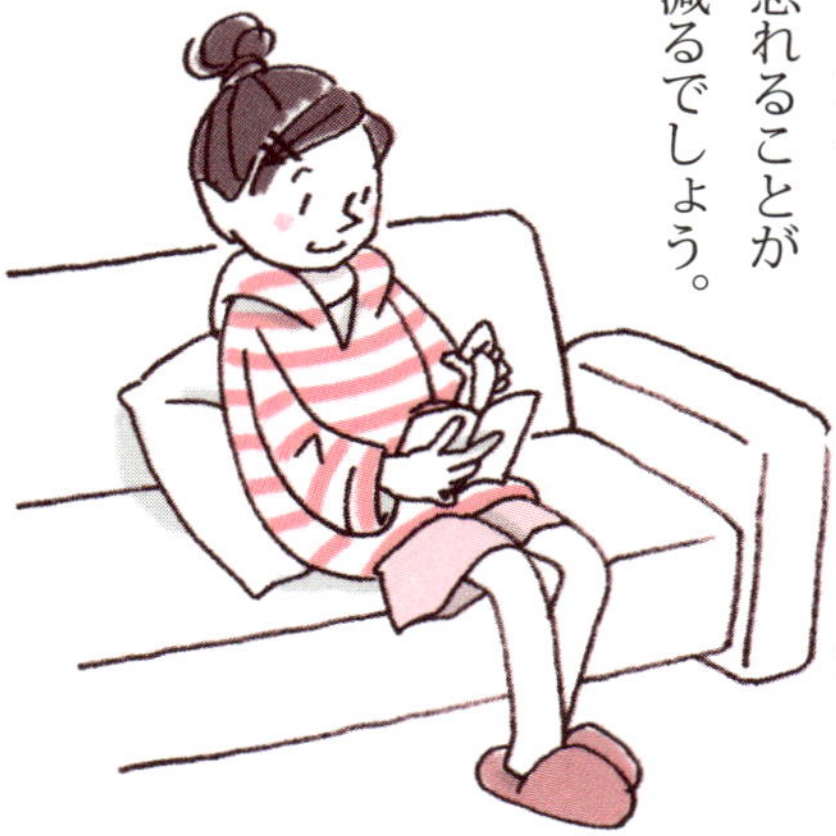

2 職場での段取り力→信用と実績につながる

ＡＤＨＤの人は、社会人としての
常識がないと思われがちです。
そのせいで、信用をなくすこともあるし、
本人が「うまくいかない」と思いつめて
仕事を辞めてしまうこともあります。
職場での段取り力をつけるために
具体的なやり方を考えていきましょう。

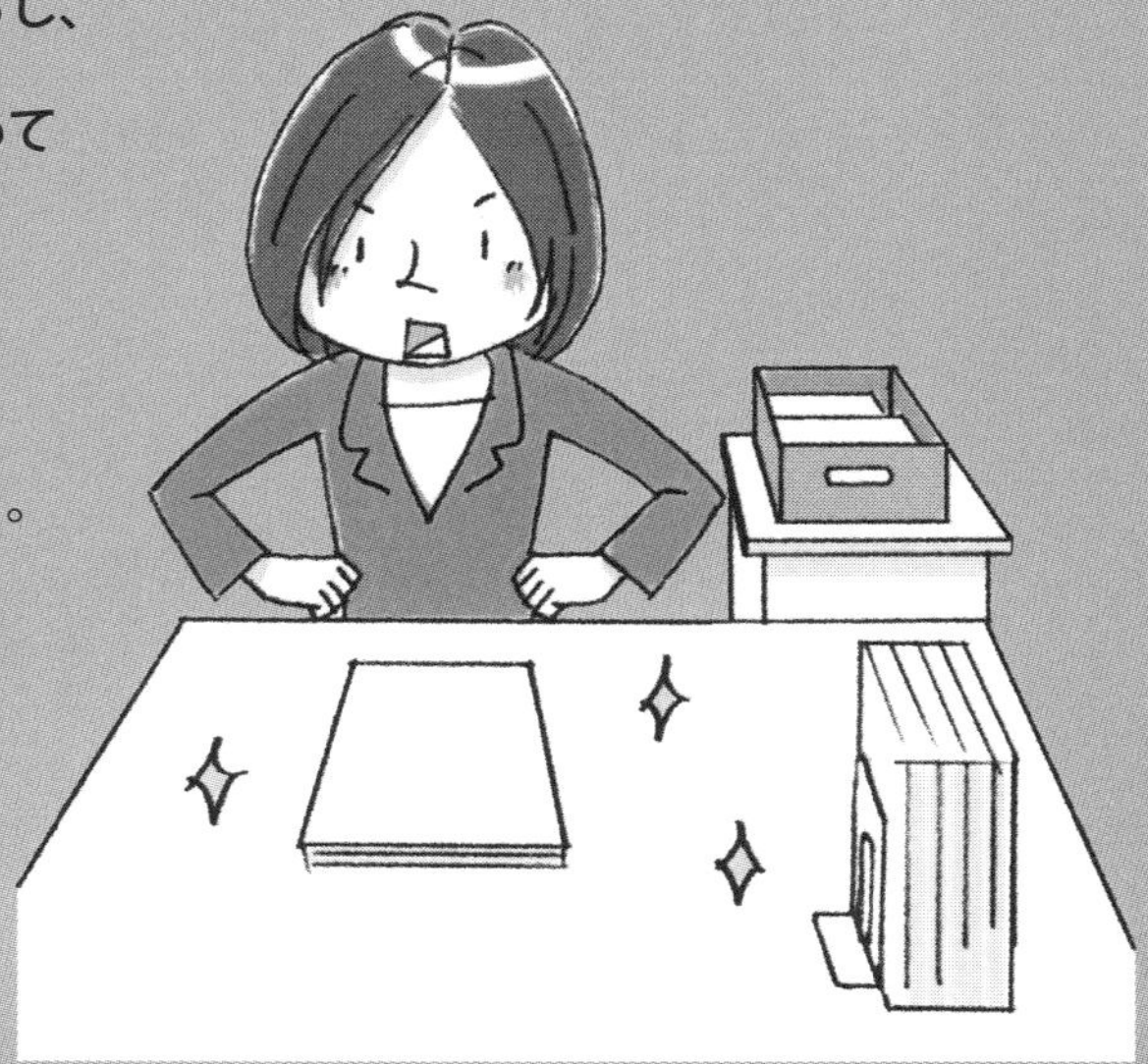

職場での段取り力をつけるために
それぞれのシーンで意識したい課題を
課題 1 時間の管理 などで示しています。

めざすところ

今の作業は全体のどの段階かを意識できる

しめきりを守れなかったり、ミスが多発したりするのは、仕事に影響するだけでなく、信用も落としかねません。仕事を進めるうえで、つけたい段取り力とはなんでしょうか。

ＡＤＨＤの人にありがちなペース

最初はやる気もあり、アイデアもいっぱい。でもスタートを切るのは遅れぎみ。見通しが甘いのでしょう。結局、しめきり間際に焦って限界までがんばることに。

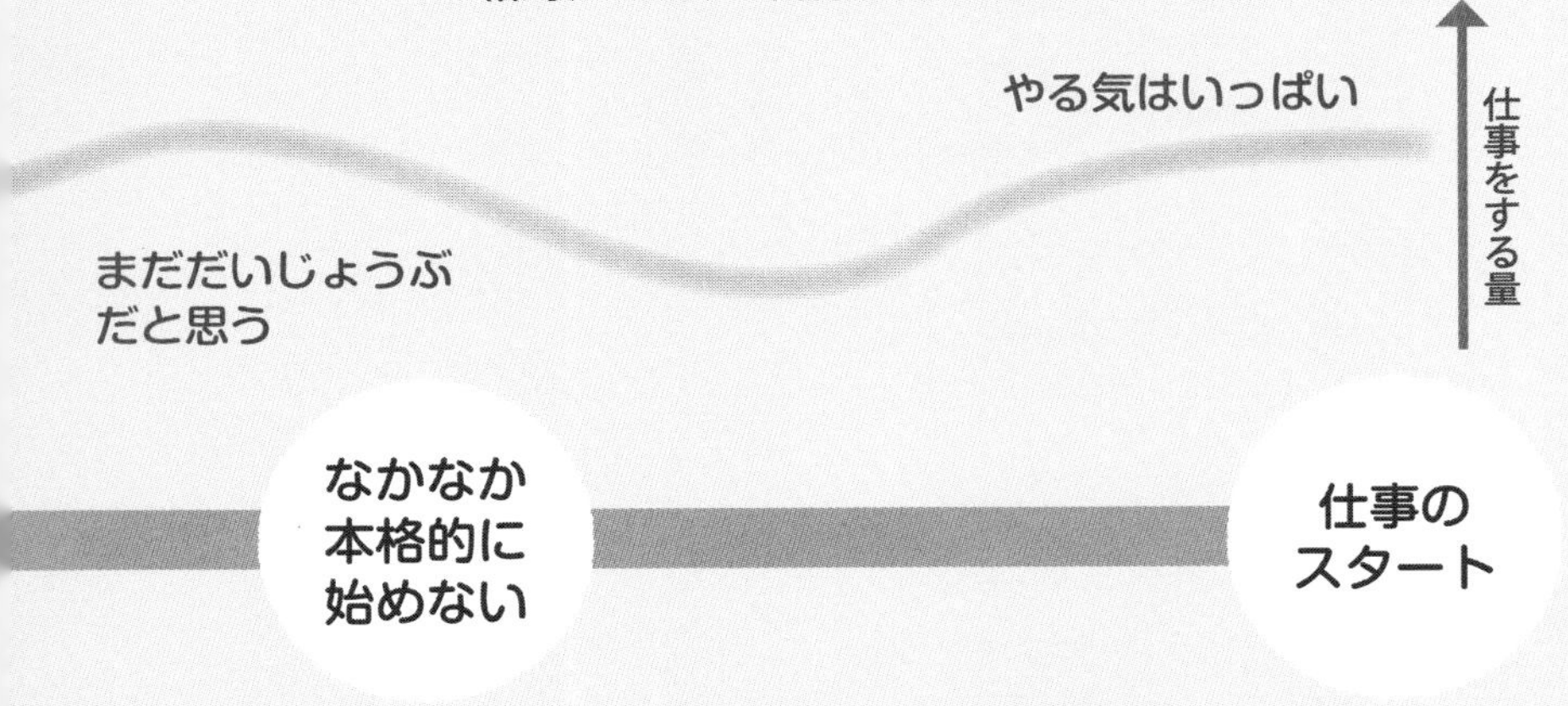

やる気はいっぱい
仕事をする量
まだだいじょうぶ
だと思う
なかなか
本格的に
始めない
仕事の
スタート

職場での、つけたい段取り力

がわかり、必要なことができるようになる

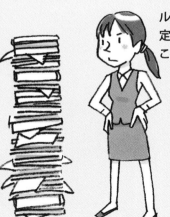

作業一つひとつを点としてつなぎ、スケジュールを立てて進めます。全体を把握しながら、予定どおりに終わらせる。この段取り力をつけることをめざします。

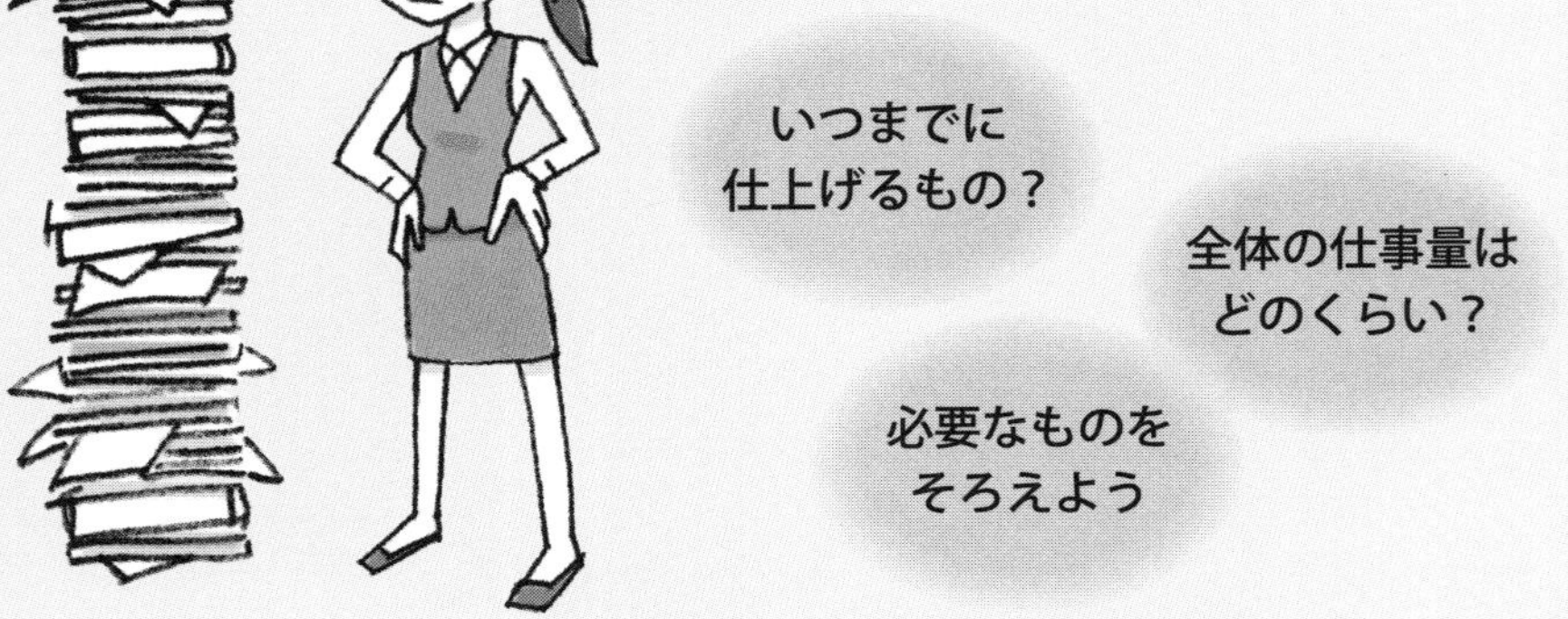

いつまでに
仕上げるもの？
全体の仕事量は
どのくらい？
必要なものを
そろえよう

信用をなくすこともある

徹夜続きで仕上げた仕事はミスだらけでレベルもいまいち。自信をなくし、周囲の評価も下がってしまいます。

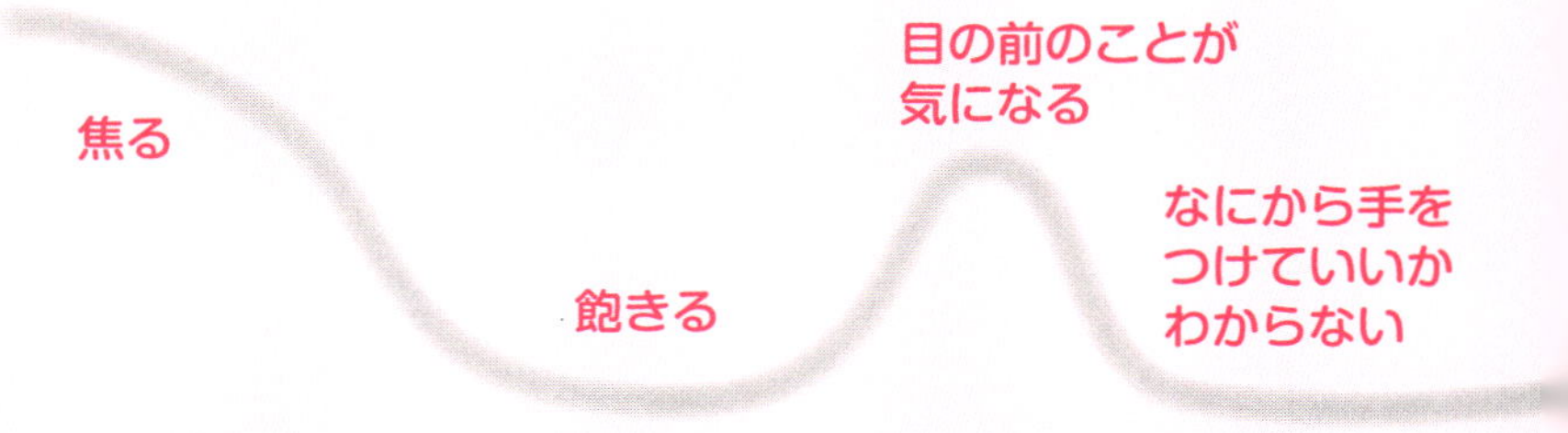
焦る
飽きる
目の前のことが気になる
なにから手をつけていいかわからない

中途半端な仕事 ← 一気に仕上げる ― 仕事がとどこおる

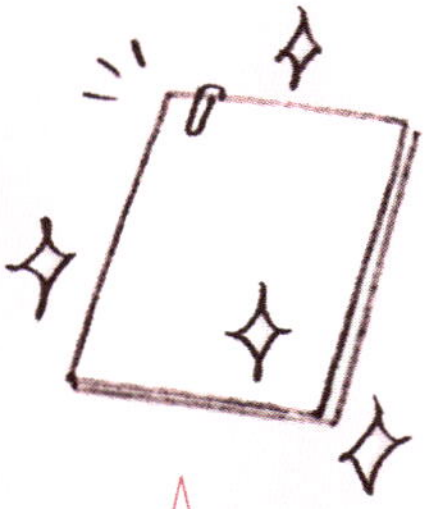

完了 ← **全体を見て、今どこにいるか**

信用も実績も得られる

ケアレスミスをしていないか

仕事のレベルが落ちていないか

期間が半分過ぎたけれど、仕事は半分終わっているか

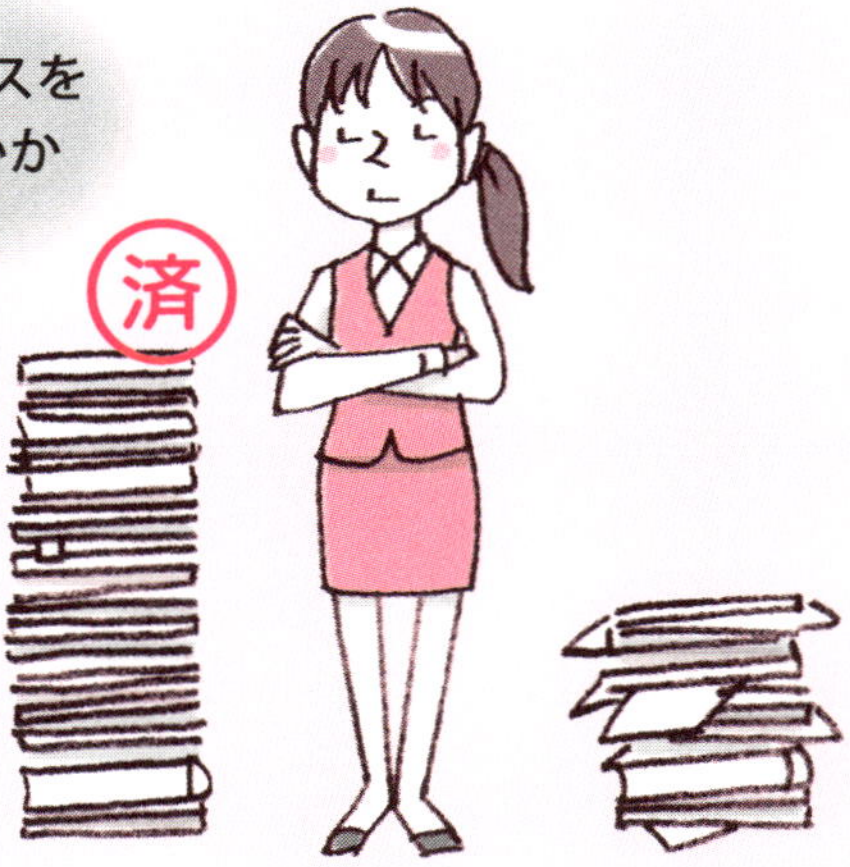
済

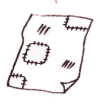

めざすところがわかったら、そのために具体的にどうするか。これから順番に見ていきましょう。

到着にはプラス一五分の余裕をもたせる

とかく時間の見積もりが甘い傾向があります。遅刻するのは時間をぴったりに見積もり余裕をもたせていないからです。自分が見積もった時間にプラス一五分しましょう。

遅刻を甘く見ない

遅刻をしそうなら連絡をすればだいじょうぶだと思っていませんか。その考え方をまず変えましょう。遅刻に対するイメージが少しずれています。社会はそれほど甘くはありません。

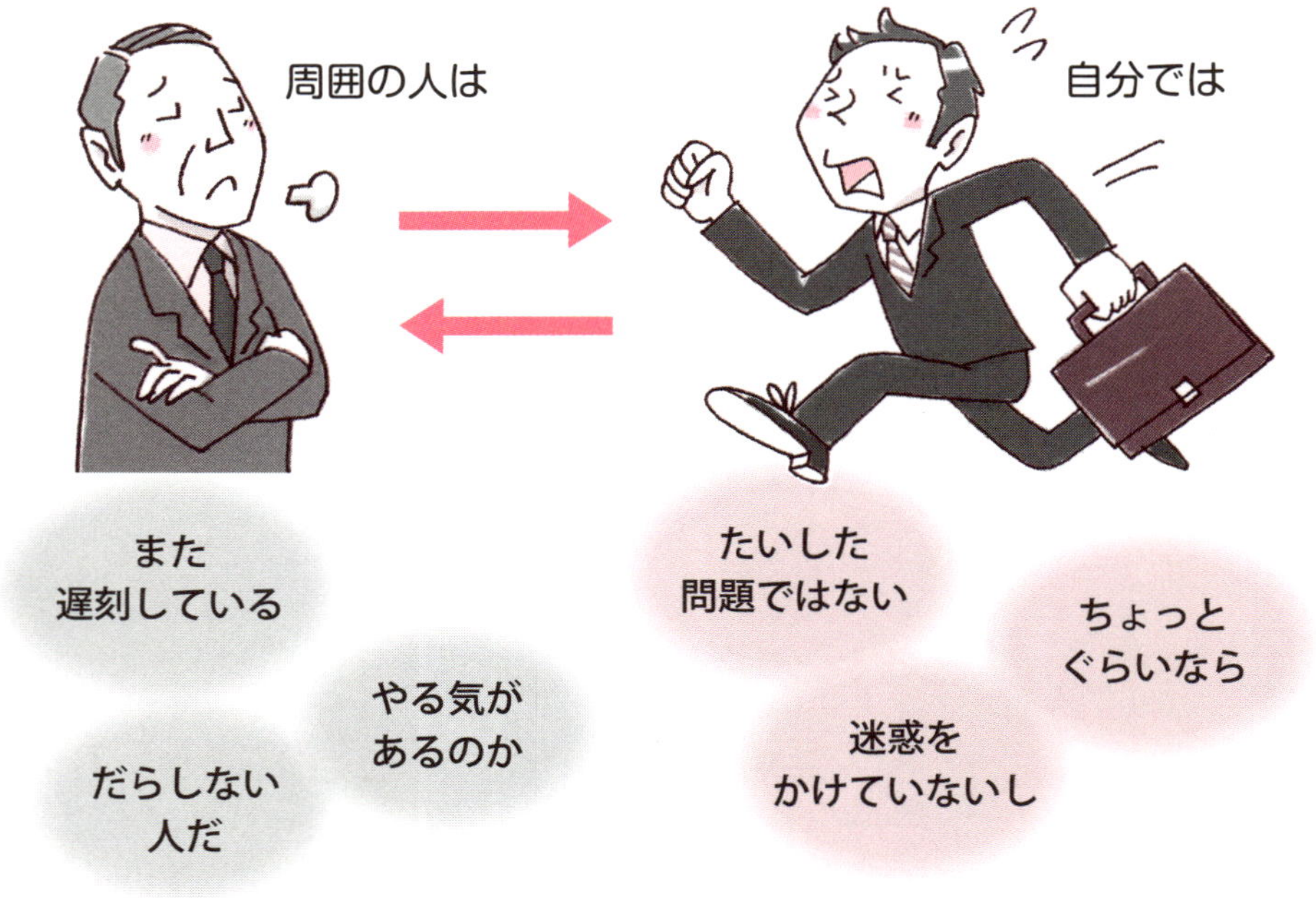
周囲の人は
自分では
また
遅刻している
やる気が
あるのか
だらしない
人だ
たいした
問題ではない
ちょっと
ぐらいなら
迷惑を
かけていないし

ここに気づこう

自分がどう見られているのか？本人の考えている以上に、遅刻は評価を下げます。相手の貴重な時間を「待つ」ことに使わせています。そこに気づけば、時間の管理の大切さを実感することができるでしょう。

遅刻の原因をなくし「早めに到着」する人に

遅刻を防ぐには、時間の見積もりに余裕をもたせること。到着したい時間を決め、その一五分前に到着するように家を出ます。電車の遅れや突然の大雨などの不測の事態に対処できるはずです。

時間は逆から見積もる

到着時間の見積もりを、自分が出発できそうな時間から考えていませんか。見積もり方を逆にしましょう。決められた時刻に到着するまでに、なにをどのくらいの時間でおこなうかで、逆算していきます。

始業 9:00

↑ 15分前に到着

到着 8:45

↑ 通勤には30分かかる

家を出る 8:15

↑ 支度に1時間ほしいから
プラス15分の余裕

起きる 7:00

↑ 7時間は
眠りたいから

寝る 12:00

ここが肝心

家を出る時間から考えると時間が足りなくなることも。遅くても夜は12時までに寝て睡眠を充分とっておかないと、朝起きてから動けません。

課題 1 時間の管理

この天候では電車が遅れるかもしれないなど推測して、そのぶん余裕をとる

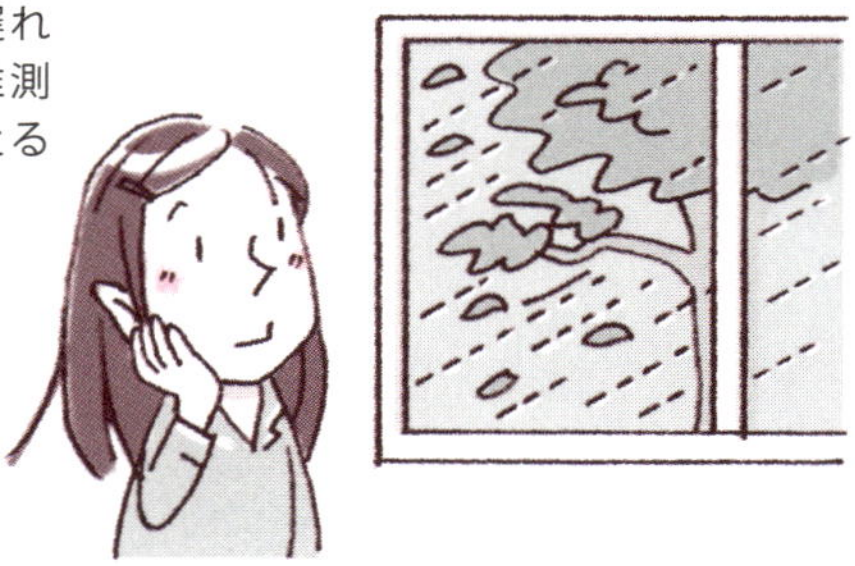

課題 2 ものの管理

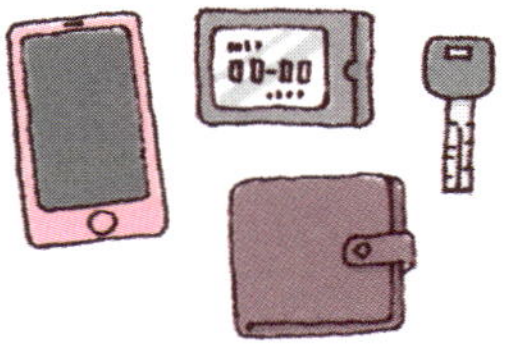

持ち物はそろっているか。忘れ物のために家に戻らないように

課題 5 持続力

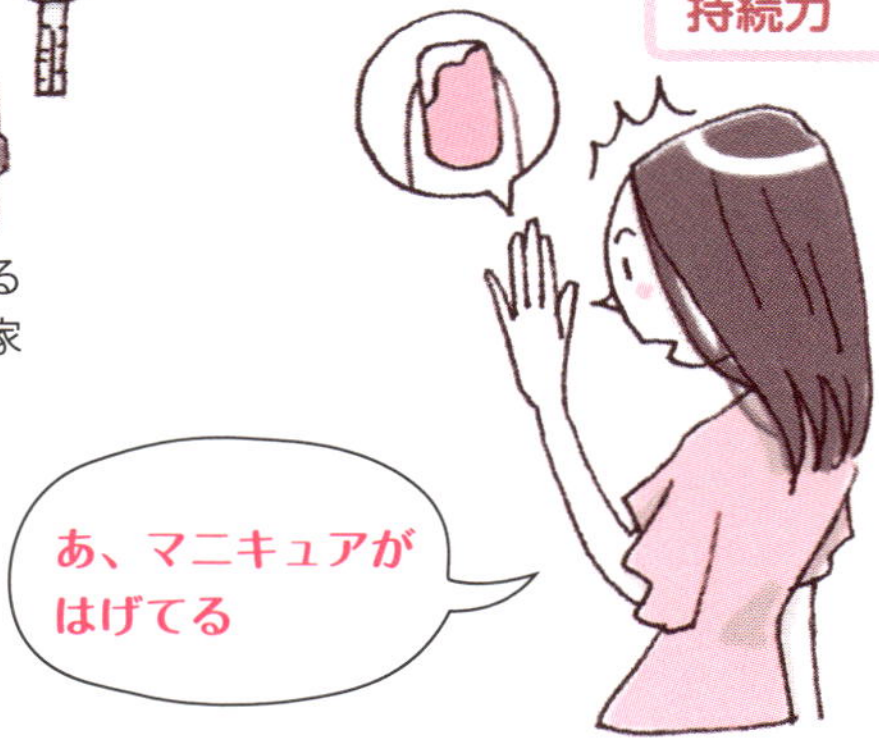

よけいなことに気をとられていないか。出社の支度に集中する気持ちを持続させよう

やる気スイッチを入れるのを遅らせない

ＡＤＨＤの人は、心のなかの「やる気スイッチ」のようなものが、なかなかＯＮになりません。だからしめきりに間に合わないのです。どうしたらスイッチが入るでしょうか。

できそうな方法はどれ？

いきなりどんどん仕事を始められないのなら、やる気スイッチを入れやすい気持ちや状況を自分でつくりだしましょう。それぞれ、なにかの課題を意識した方法です。

しめきりから逆算する

その作業に必要な時間を見積もり、しめきり時期から逆算して、スタート時期を決めます。

課題1 時間の管理

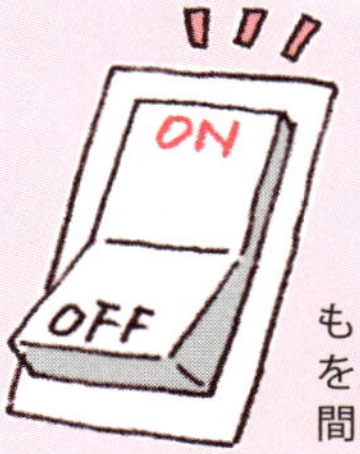

もうスイッチを入れないと間に合わない

やりやすいことから始める

いきなり走りだすのが無理だといって放置しているとストレスになります。まず、その仕事に関する準備として、あまり考えないでできることから始めるのはいい方法です。

課題3 プランニング

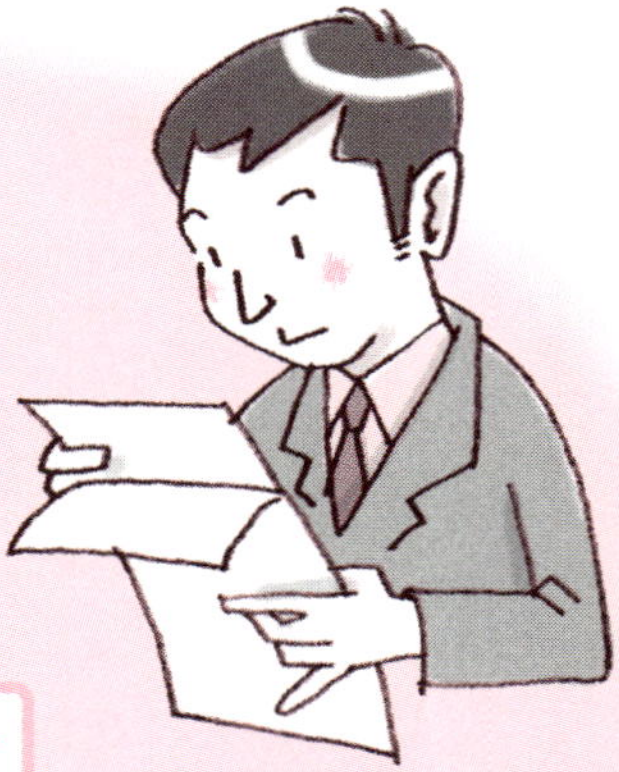

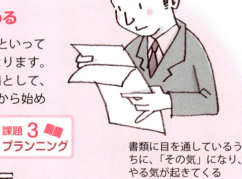

書類に目を通しているうちに、「その気」になり、やる気が起きてくる

全体の仕事量を見て、いくつかのグループに小分けし、やる順番を決める。準備も仕事のうち

始めなければ当然、あとが詰まる

しめきりに間に合わないのは、始めるのが遅いことが大きな原因。めんどうに感じて先送りにしたり、なにから手をつければいいかわからなかったり、ネックになることがあったりして、やる気が起きないのです。

　手付かずのままでは、あとが大変になることは明らか。自分なりの、やる気スイッチを入れる方法を見つけましょう。

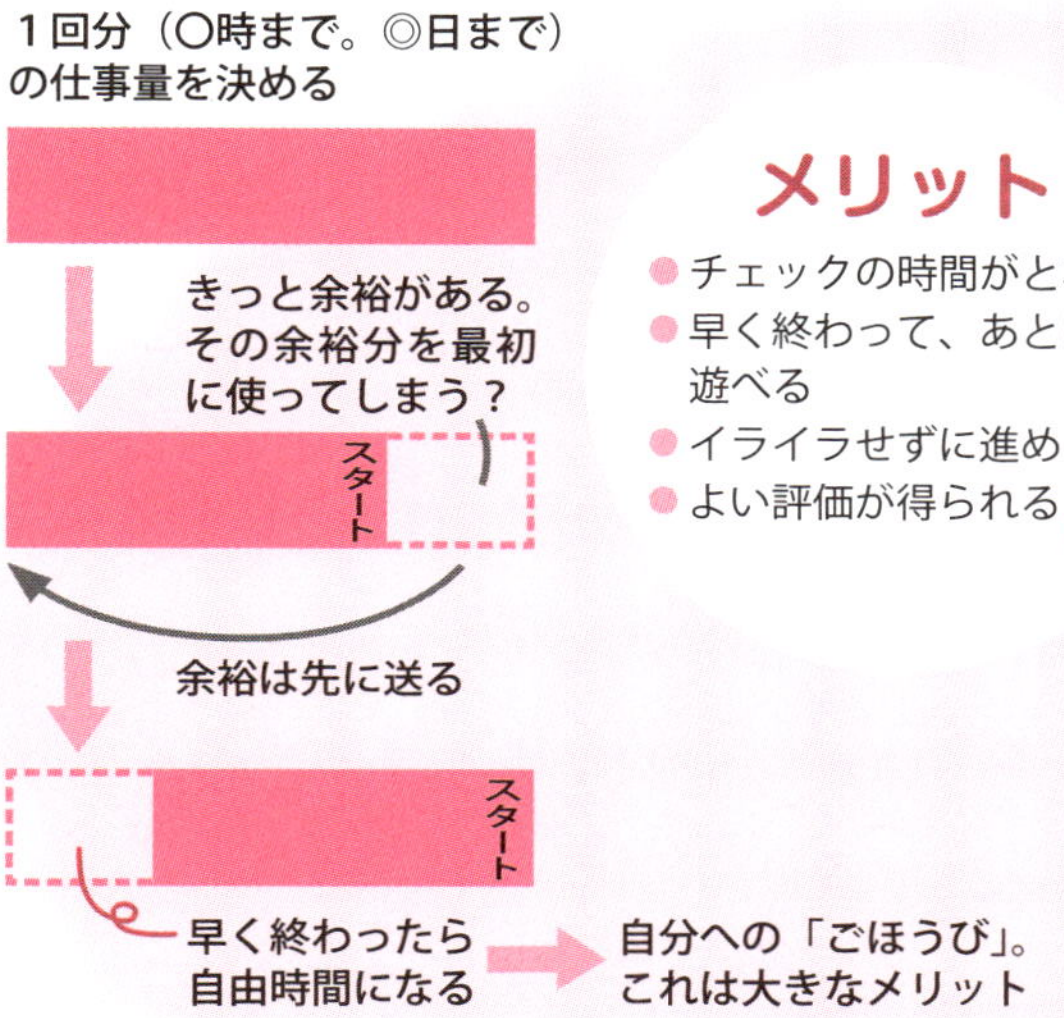
1回分（〇時まで。◎日まで）の仕事量を決める
きっと余裕がある。その余裕分を最初に使ってしまう？
スタート
余裕は先に送る
スタート
早く終わったら自由時間になる
自分への「ごほうび」。これは大きなメリット

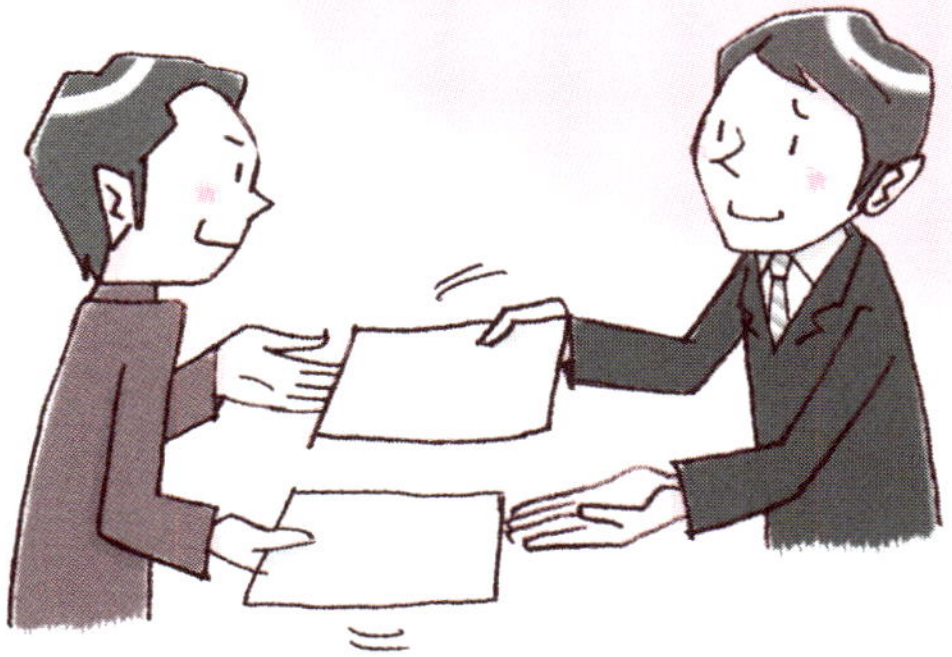

早めにできれば上司にチェックしてもらう時間がとれ、ミスが減る

メリットとデメリットを考える

ＡＤＨＤの人は、「やるべきこと」ではなく、「やりたいこと」ならすぐに始められます。すぐスタートするメリットとスタートしないデメリットを考えると、その仕事を「やりたく」なってくるでしょう。

メリット

- チェックの時間がとれる
- 早く終わって、あとは遊べる
- イライラせずに進められる
- よい評価が得られる

デメリット

- 時間が足りず徹夜続きになる
- やっつけ仕事は自分でも不満足
- しめきりに間に合わず叱られる

課題5　持続力

マニュアルにしてしまう

〇時に◎をすると決めてマニュアルにしておきます。やる気の有無にかかわらず、とりあえずなんらかの作業をスタートさせられます。

課題3　プランニング

仕事の目的をしっかり決める

目的をあいまいにせず、明確にします。その仕事をおこなう意味がわからないときは、自分なりに納得できる意味を考えたり、上司に確認します。

課題5　持続力

やっつけ仕事にならないよう時間配分する

時間が足りなくなって最後に「やっつけ仕事」をしていませんか。スケジュール表をつくりましょう。つくっただけで安心せず、見ながら仕事を進めましょう。

スケジュール表をつくる

課題1 時間の管理

課題3 プランニング

いま抱えている仕事をすべてリストアップして、現状を把握します。個々の所要時間を見積もります。次にやる順番を決め、紙に書きます。

全体を把握する

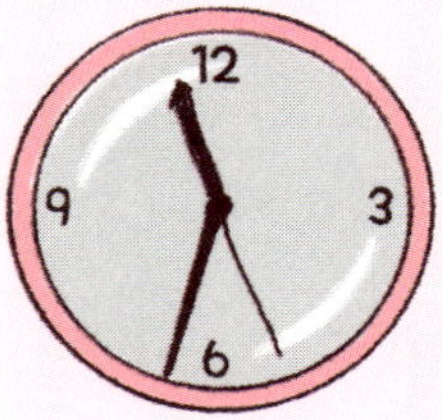

いつまでに、なにをするかを確認します。それまで全体で何時間、あるいは何日あるかを考えて書き出します。

コツ

リストの上に「やること」ではなく、「やりたいこと」とタイトルをつける

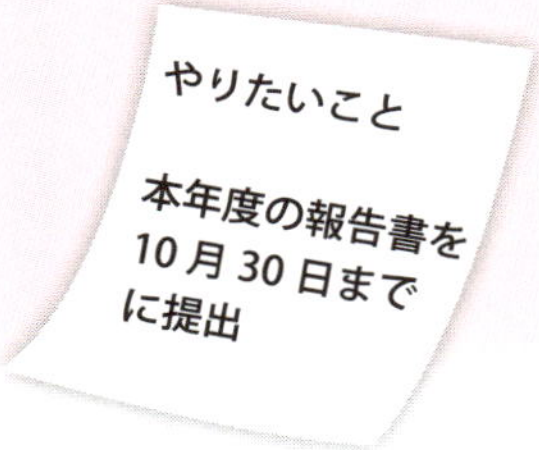
やりたいこと
本年度の報告書を
10月30日まで
に提出

やることをすべて書き出し、個々の所要時間を見積もる

しめきりまでに仕事を完成させるために、なにをするか、すべて書き出します。次に、それぞれどのくらいの時間でできるかを書いてみます。

報告書提出 ……	10/30
チェック ……… してもらう	半日
データ ………… アップ→ 数字、文章	2日
どんな形式？……	昨年のもの を入手
修正もアリ ……	1日

注意

ADHDの人は所要時間をギリギリに見積もりがち。自分で考えた所要時間に、それぞれ不測の事態対応時間をプラスします。

優先順位をつける

〇〇をするためには◎◎が必要などと考えながら、やる順番を決め、番号をつけてみます。順番がわからないときには、優先順位から考えます。

報告書提出 ……… 10/30		5
チェックしてもらう ………… 半日		3
データアップ→数字、文章 …………… 2日		2
どんな形式？…… 昨年のものを入手		1
修正もアリ ……… 1日		4

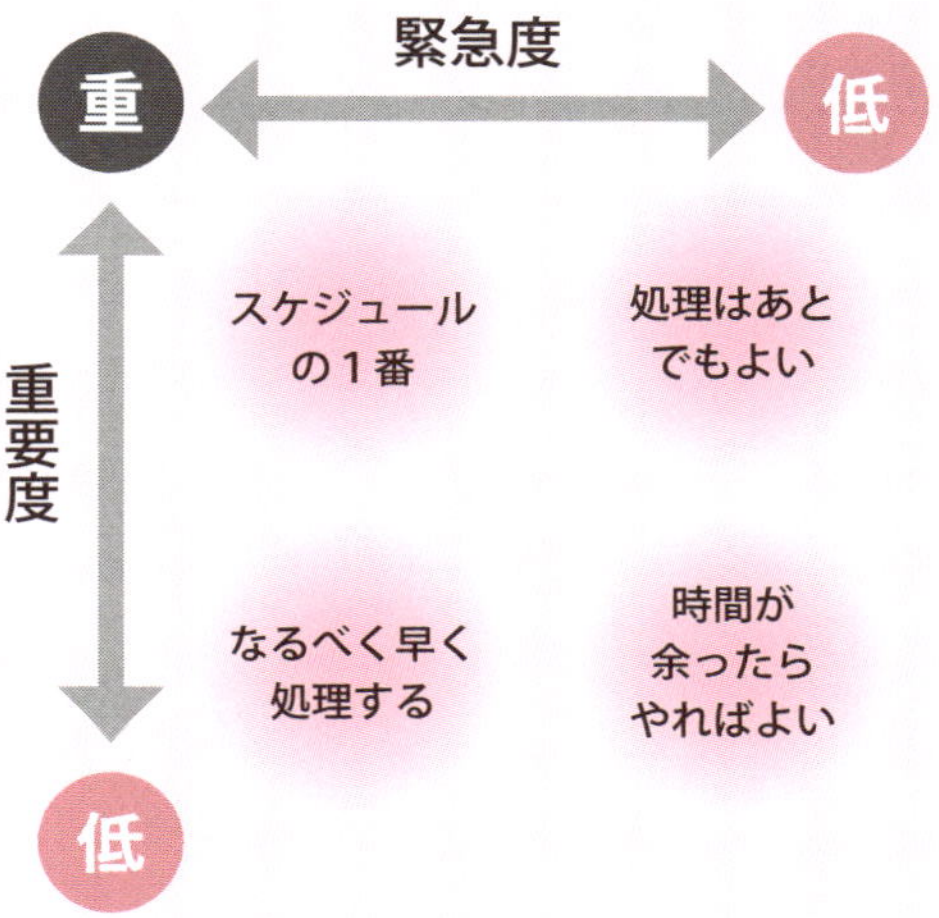

優先順位は、重要度と緊急度で決めるのが基本。指示を受けるときに、その二つを確認しておくとよい

スケジュール表にする

番号をつけた順に、紙に書きます。ぎっちり詰め込まず、整理や移動など余裕をとります。

個々の日までに終わらせることを目標にする

10/24	昨年度の報告書を入手
10/25	報告書の数字データ整理、次に文章を作成
10/27	上司にチェックしてもらう
10/28	修正する日
10/29	予備日
10/30	提出日

コツ

不測の事態を見込んで予備日をとっておくと安心

余裕をもったスケジュールをつくる

仕事のレベルを維持するためには、落ち着いて進めることが基本です。最後に焦らないように、スケジュール表をつくりましょう。大切なのは、個々の作業に時間の余裕をもたせることです。

スケジュール表は見えるところに貼り、確認しながら進めます。

バッグやスーツ内での定位置を決めておく

忘れ物をすると、せっかく立てたスケジュールがだいなしになってしまいます。自分はものを忘れるほうだと自覚し、「ものの管理」と「記憶の補強」の対策を立てましょう。

持っていないことで信用をなくさないように

個人的な持ち物ならともかく、仕事で必要なものを忘れたら大変です。「忘れました。すみません」ではすまないことも。

忘れ物を防ぐには、前日に準備することと移動時の定位置を決めることの二つがポイントです。

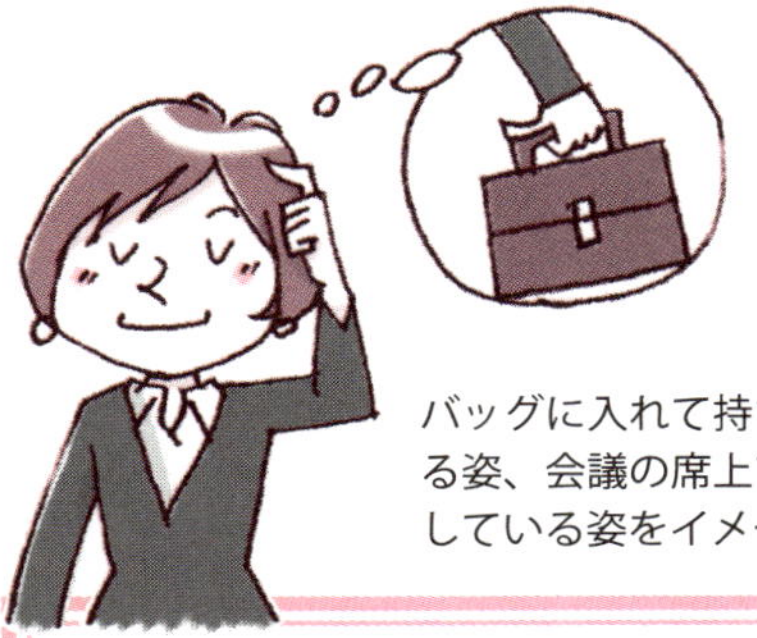

準備が肝心

大切な持ち物は手帳にメモしておきましょう。メモを見ながら、前日に準備しておけば当日の朝あわてないですみます。

バッグに入れて持ち歩いている姿、会議の席上で書類を出している姿をイメージする

課題2 ものの管理

課題4 記憶の補強

手帳を見る ＋ イメージする

さらに

持ち物をそろえておく

財布、カギなど、必要なものはひとまとめにしておく。

ケータイ、パソコンにメモする

記憶を補強するため。アラーム機能も助かる。

玄関に置いておく

出掛けに目に入るように、玄関に置いておく。
ドアに大きくメモを貼るのも有効。

工夫例

バッグの中で充電（Aさんの工夫）

毎日持ち歩くものは、バッグから取り出さないようにするのが基本だと思います。ケータイもバッグに入れたまま充電すれば、外に出さないですみます。

入れるポケットを決めておく

課題2 ものの管理

大事なものはひとまとめにしておきましょう。移動時に忘れないように、バッグやポケットの中に定位置を決めておきます。そこに入っていないと「忘れている」ということです。

バッグはポケットの多いものを選びましょう。使うことを考えて定位置を決めます。

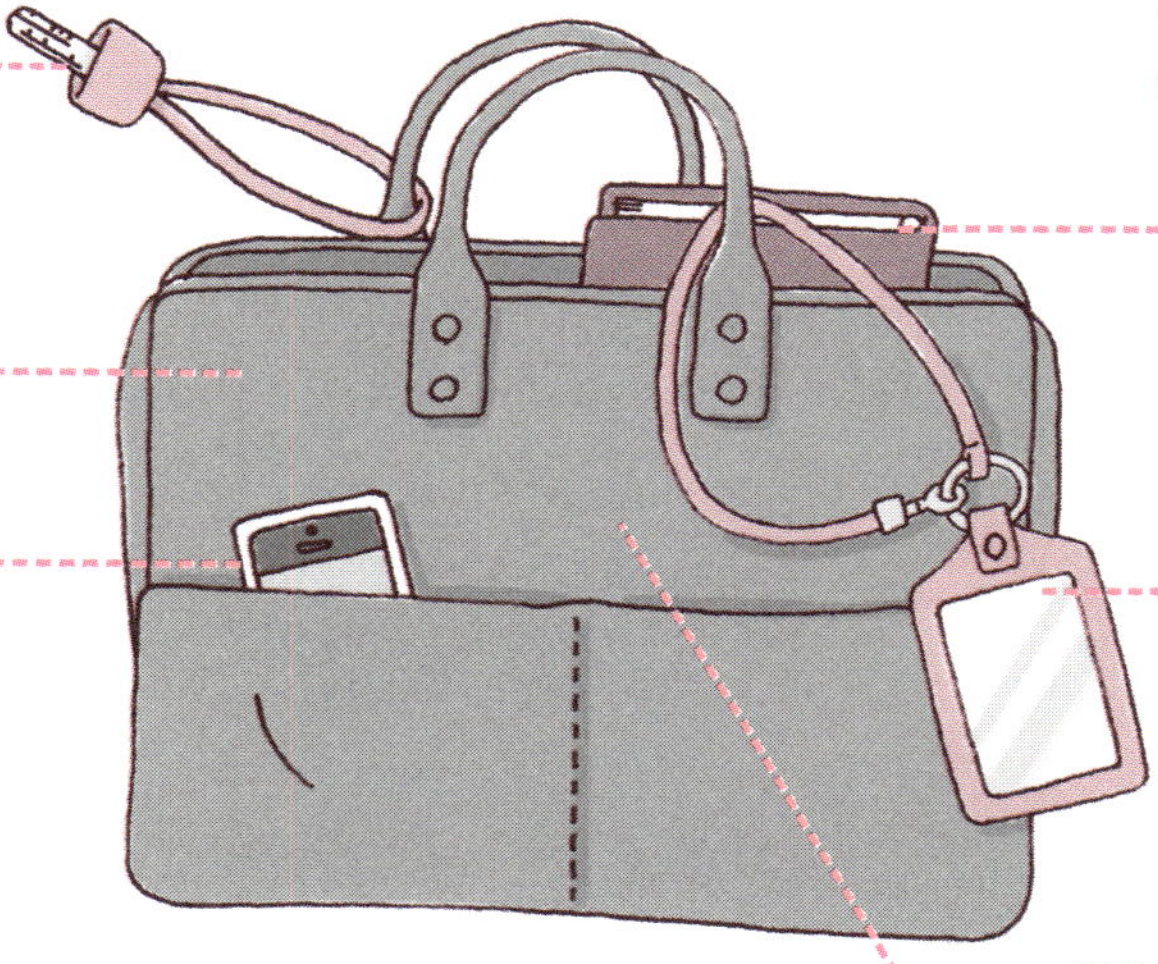
カギはバッグにつけてしまっても
財布は外から見えないように
ケータイやスマホは取り出しやすく
手帳は見つけやすいところに。筆記具も持ち歩こう
定期券はバッグの持ち手にさげてもいい
保険証や運転免許証は奥のほう

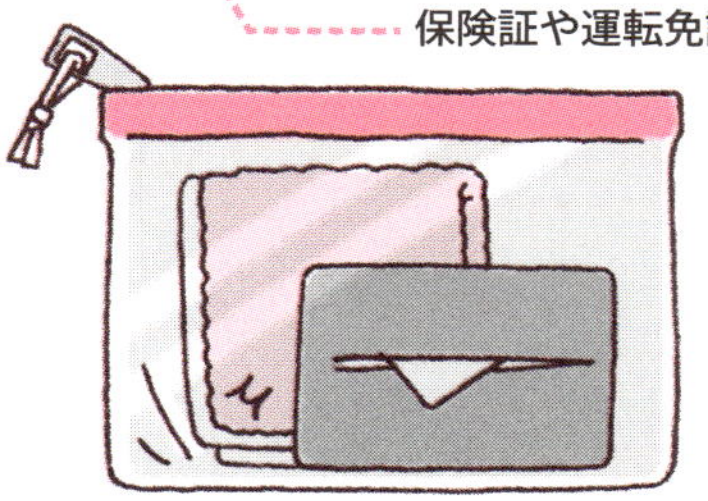
小物は中が見えるケースにまとめてもいい

ワイシャツやスーツのポケットを定位置にしてもいい。ただし、帰宅したら、いったん取り出す必要がある（P70参照）。

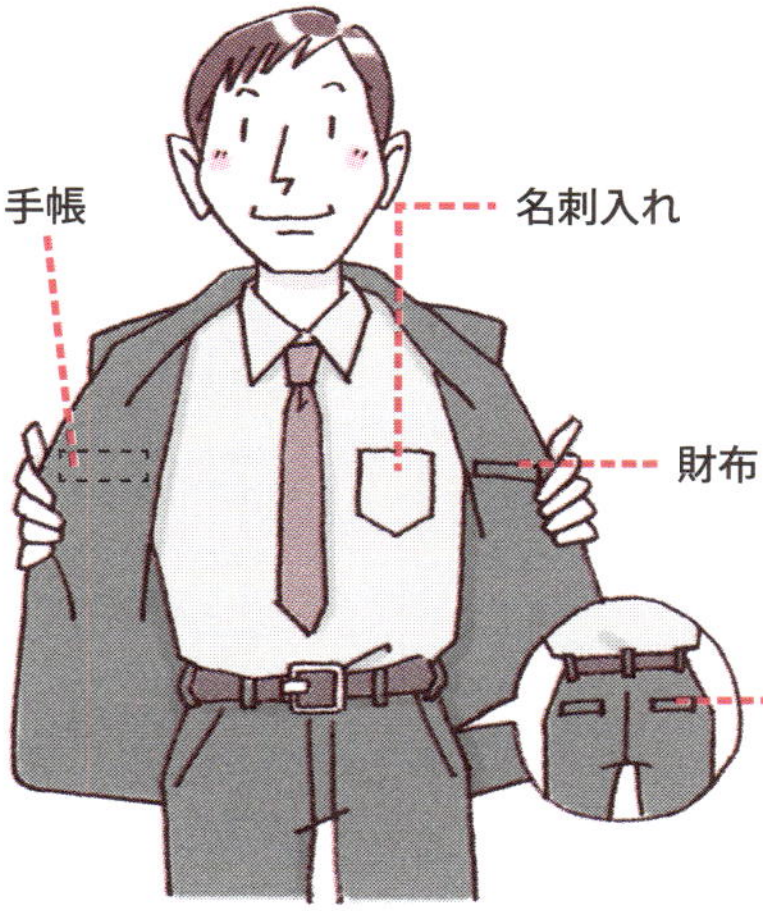
手帳
名刺入れ
財布
ケータイ、スマホ

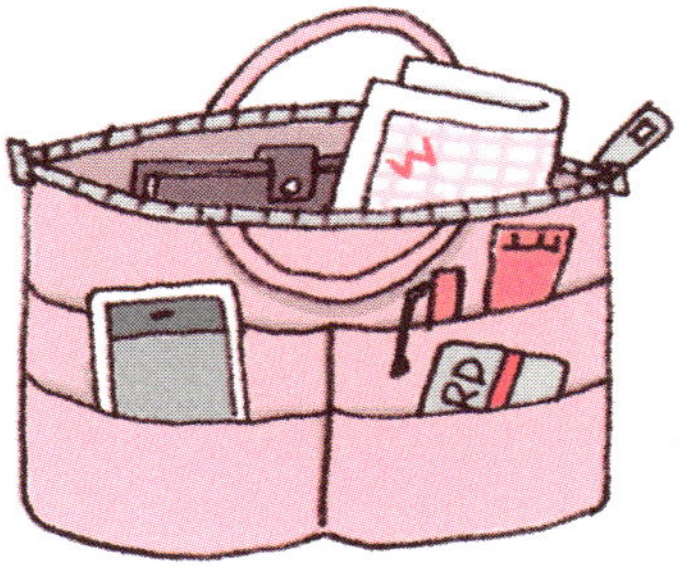

衣服に合わせてバッグを替えたいなら、バッグインバッグを使い、丸ごと入れ替える。

減らす、整理、維持の三ステップで

ＡＤＨＤの人は片づけが苦手で、職場では書類や情報の管理がうまくいきません。しかし、現代は情報管理が仕事上の大きな比重を占めます。書類や情報を管理しましょう。

1 減らす

課題2 ものの管理

とっておいた書類や情報の量を減らします。使用頻度や必要性から、捨てるものを決めます。

「いる・いらない」で考える

好き嫌いの感情で決めず、仕事に使うかどうか、いるかどうかで決める。年に１回でも、使うものはとっておく。

収納スペースで考える

書類などは収納しきれないことも。収納スペースがなければ、データ化するなども。

必ずバックアップをとって、パソコンから削除する

パソコン内も不要な情報を削除

画面にフォルダがずらりでは、探すのが大変。まず重複していないかをチェック。不要なメールは削除。フォルダを減らそう。パソコンの整理は落ち着いたゆとりのあるときにおこなう。あわてて大事なものを削除しないように。

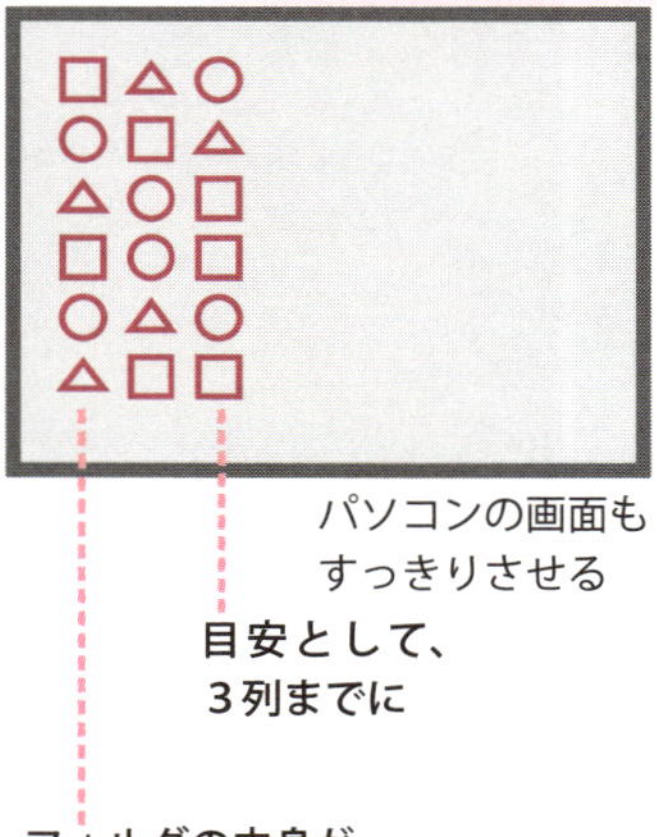
パソコンの画面もすっきりさせる
目安として、3列までに
フォルダの中身が重複していないか

多すぎる情報はミスのもと

仕事をする際に情報が多いと迷ったり考えたりする時間が必要になります。これは非効率的です。情報を減らすことが管理の第一歩。管理する情報が減れば、ミスも減るはずです。次に整理し、それを維持する。この三ステップで情報を管理します。

2 整理する

課題2 ものの管理

ＡＤＨＤの人にとって整理はひと仕事。簡単にするには、重要度か時系列か、どちらかに絞ることです。

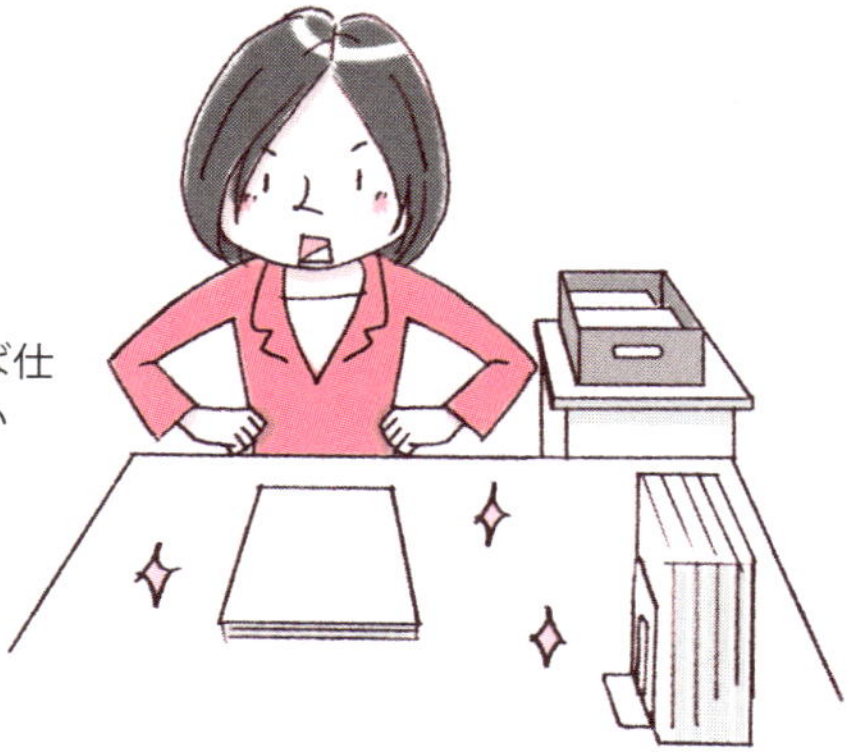

片づいていれば仕事を始めやすい

色で分ける

重要度がわかるように色分け。好きな色のファイルを用意するとやる気も出やすい。重要度の高い順番と好きな色の順番を合わせると、間違いにくい。

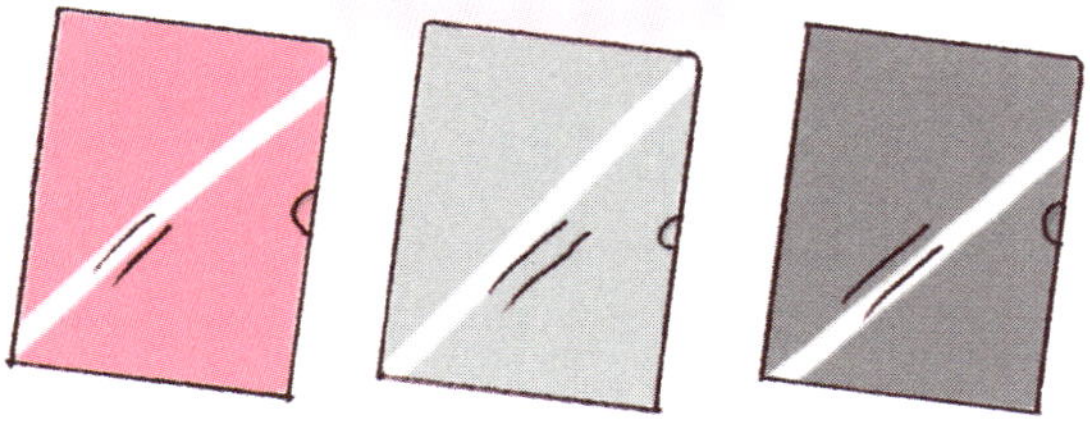

３番目に好きな色＝重要度が低い

２番目に好きな色＝中程度の重要度

いちばん好きな色＝最重要

時系列で保管する

受け取った名刺は名刺入れに入れっぱなしにしないこと。机の上などに収納ケースを置き、受け取った順にしまう。

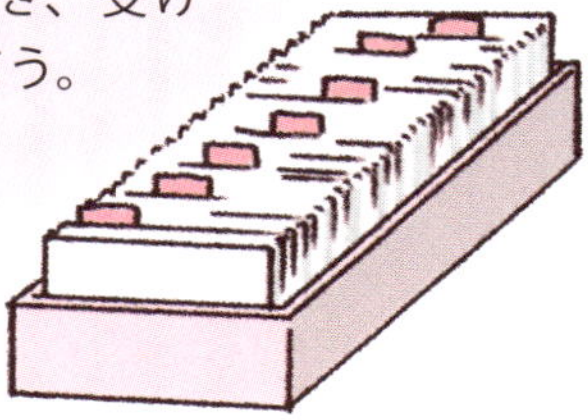

日付カードを入れて見やすくする

整理されていればやる気スイッチも入りやすい

量を減らしたら整理します。「減らす」と「整理する」は別のこと。整理とは、ものの量と収納スペースを合わせることです。

日付や内容などでグループ分けして、しまっていきます。量が減っているので、しまいやすいはずです。整理されていれば、やる気スイッチも入りやすいでしょう。

アドバイス

情報漏洩《ろうえい》に注意

情報を減らすときに注意したいのが漏洩の問題。なかでも個人情報の管理は慎重にします。個人情報が漏洩してしまうと、企業の社会的信用にかかわります。多額の損害が発生することもあります。

3 維持する

課題2 ものの管理　課題5 持続力

減らし、整理したら、その状態を維持することが大切です。ここでは、ものの管理だけでなく、持続力も必要です。

ごほうびシステムで持続させる

自分をほめる方法の一つ。ごほうびを自分で用意する。子どもっぽいと思うかもしれないが、そんなことはない。意外に効果がある。

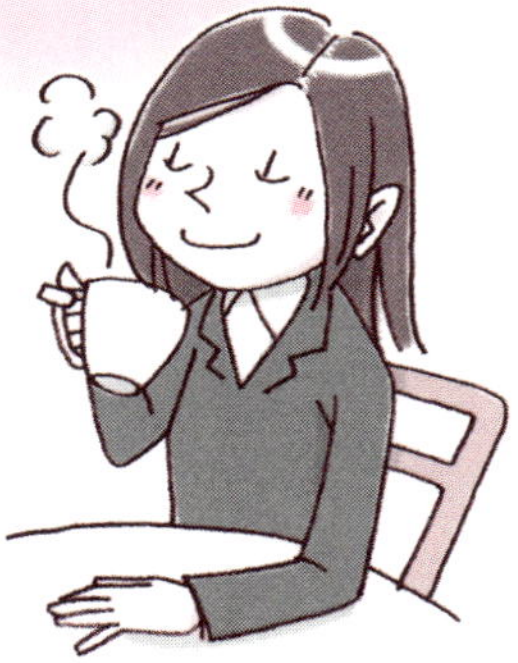

3時に休憩をとれるなど、ごほうびはものでなくてもよい

うまくいっている？

整理がうまくいったかどうかを意識する。より簡単・わかりやすい・やる気の出る方法はないか。考えることが維持につながる。

定期的に「減らす」に戻る

毎週末のお昼休憩後の30分など、ものを減らす時間を決める。定期的にやっていれば、所要時間はそれほどいらない。

「片づいている」と自分をほめる

整理したら、その状態を維持したいものです。ただ、ADHDの人にはモチベーションを保ちにくい特性があるのは否めません。維持できていたら自分をほめましょう。「一週間この状態を保てたら週末にケーキ」など、ごほうびシステムがおすすめです。

仲間をつくって一緒に管理・維持するのもいい方法です。

アドバイス

オフィスには美観も必要

書類の整理や机の上などを片づけるときには、機能性だけでなく、見た目も意識しましょう。来客など外部の人から見えるところは要注意。

たとえば棚に収納した書類がむきだしでは見苦しい。扉つきのキャビネットに収納するほうがすっきりします。

見つけやすく、使いやすい置き方がある

机が片づいていないと、やる気が失せ、仕事の効率を落とします。いらないものが置いてありませんか。書類や情報の管理と同様に、減らす、整理、維持の三ステップで管理します。

ざっくり大まかに分けて置く

「目につく」「手に取りやすい」を基準にして、ものを置きます。あまり細かく整理するともとに戻せなくなるので、ざっくり大まかに置くほうが維持できます。

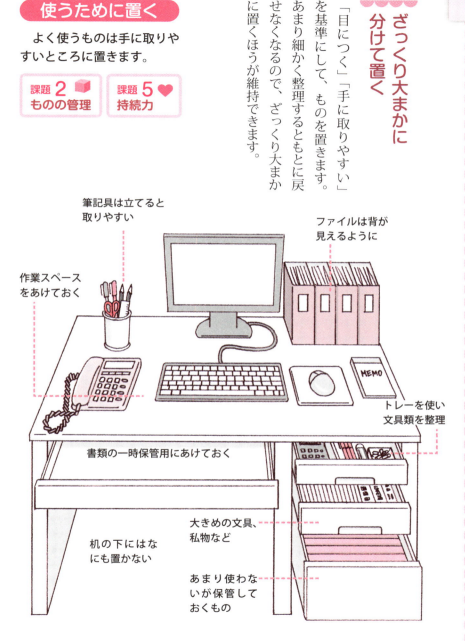

使うために置く

よく使うものは手に取りやすいところに置きます。

課題2 ものの管理
課題5 持続力

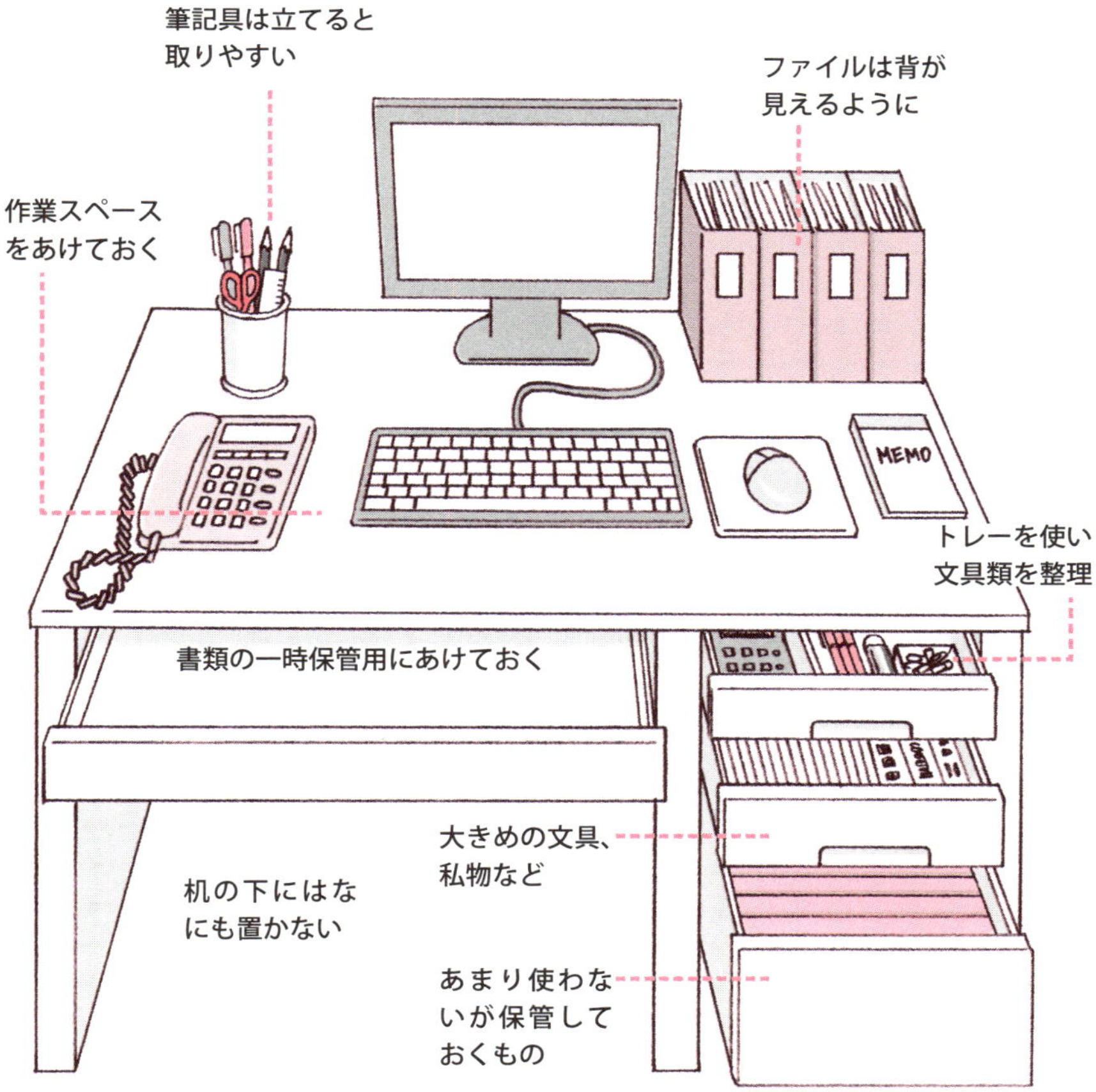
筆記具は立てると取りやすい
作業スペースをあけておく
ファイルは背が見えるように
MEMO
トレーを使い文具類を整理
書類の一時保管用にあけておく
大きめの文具、私物など
机の下にはなにも置かない
あまり使わないが保管しておくもの

焦る、飽きる――なぜミスするのかを探る

ADHDの人は、不注意の特性が強いタイプでなくても、ケアレスミスが多いようです。けっして能力が低いわけではないのですが、なんらかの原因でミスを招いているのです。

原因によってカバーする方法を考える

仕事がうまくいかないのは、ケアレスミスが多いためもあります。ADHDの人は、企画や営業はできるけれど、事務仕事やちょっとした作業が苦手ということが少なくないようです。

なぜミスするのかは人によって違います。まず、ミスする原因を探りましょう。気持ちの問題か、記憶の弱点か。不注意ならカバーする方法を考えるなど、原因によって、対策が変わってきます。

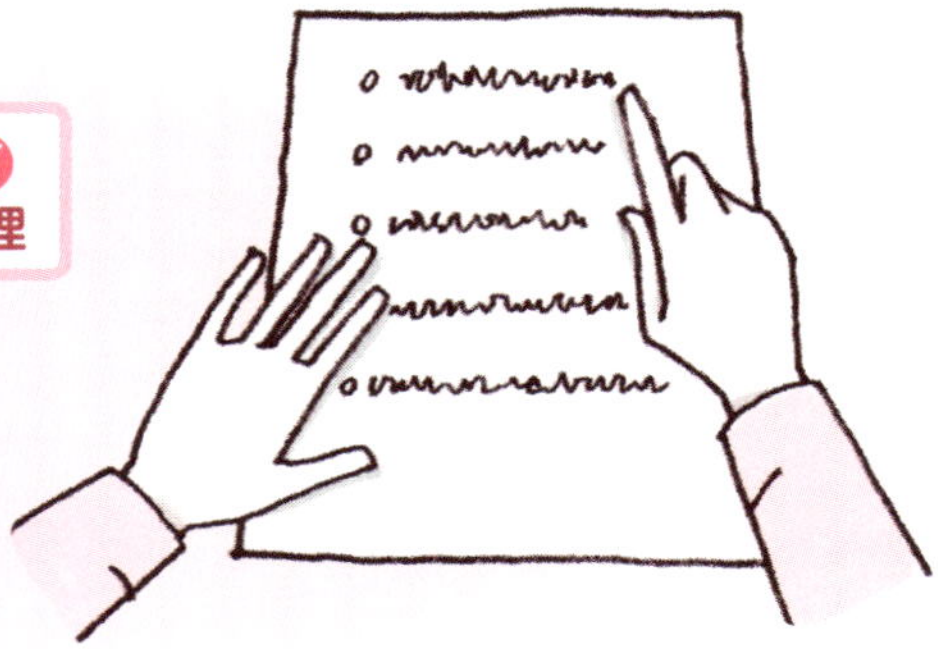

指さし確認はミスを防ぐのに効果がある

この程度ならいいだろうと思って

課題5 持続力

↓

できないと信用をなくします

内心では、営業はできるのだから書類はつくれなくてもいいと思っている。しかし、そういう気持ちは外に出る。意識を変えよう。

焦ってしまうので

課題3 プランニング

↓

「あわてない、落ち着こう」と自分に語りかけて

誰にとっても、焦ってするのはミスのもと。まず自分を落ち着かせよう。こうならないためにスケジュールをしっかり立てよう。

不注意なんです

課題1 時間の管理

↓

見直しが大切です

自分は不注意なタイプと認め、見直す時間をとるようにしよう。

原因別に対処する

思いもよらないミスが起こることがあります。どんな課題があるのでしょうか。

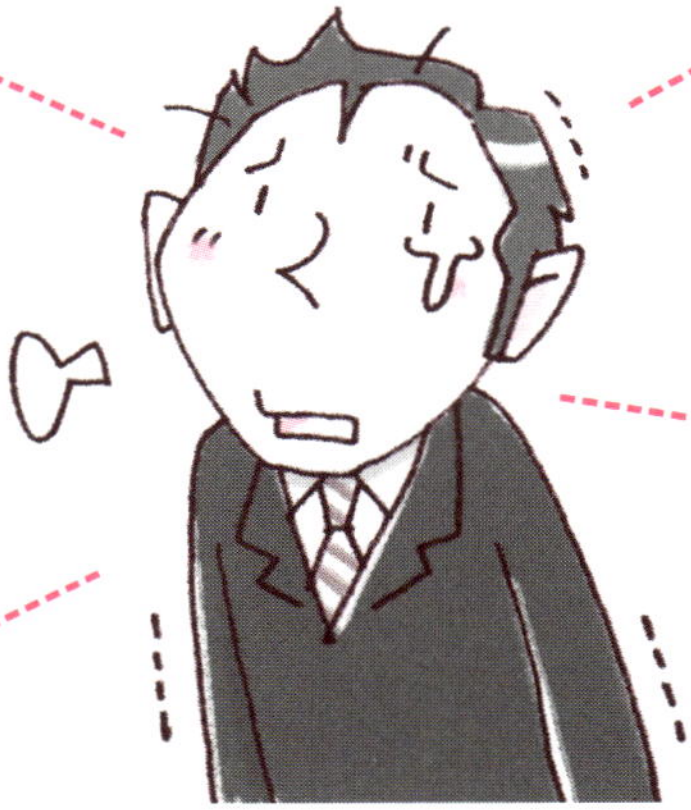

「どうしてこんなことを」と自分でも絶句する

つい飽きちゃって

課題 5 持続力

短期集中の方法を考えましょう

あなたはランナーでいえば短距離向き。自分に合ったペース配分を（P52参照）。

完了グセをつけましょう

作業を小分けにしてしめきりを設け、そのつど完了させる。完了の達成感が次のやる気につながる。

やる気がなく、投げやりでした

課題 5 持続力

モチベーションを保つ方法を考えましょう

ごほうびシステムを活用しよう。好きな色の文房具を使うのもよい方法。

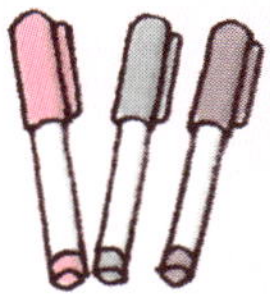

マイカラーの文房具を

「ねばならぬ」を「やりたい」に変えます

義務や指示だとやる気がなくなるＡＤＨＤの人。意味や目標を明確にするなど、自発的な作業にする（P26参照）。

忘れていました

課題 4 記憶の補強

記憶することに弱点があるのです

記憶を補強する方法を考えよう（P24、P46参照）。記憶が苦手なのにメモをとらない人が多い。

「その場ですぐ」のＯＨＩＯ《オハイオ》方式で片づける

ケアレスミスが記憶の弱さからきているなら、記憶を補強する手立てをとりましょう。記憶の補強はメモが基本ですが、ＡＤＨＤの人には、ＯＨＩＯ方式をおすすめします。

課題４
記憶の補強

チャンスは１回

このくらいなら覚えていられるという自信は危険。記憶するチャンスは１回だけと覚えておきましょう。これがＯＨＩＯ方式です。

Only Handle It Once
＝ OHIO《オハイオ》 方式
大事なことを記憶するチャンスは１回しかない

指示、連絡

メモする
手帳はいつも持ち歩きたい。上司によばれたらメモを持って

転記ミスに注意する
「チャンスは１回しかない」と、あわててはダメ。あわててやることがミスを招く。たとえば 14:00 を 2:00 ではなく 4:00 と書いてしまったり。転記ミスやうっかりミスに注意を。

すぐに実行する
できることならすぐにやってしまう

時間の余裕をとってあるはず
スケジュールには余裕がもりこんであるはずなので、短時間ですむことならできる。ただし、ＡＤＨＤの人の場合、変化にとびつきやすいので、余裕があるかどうかを考えてから。

未決 ×
とりあえず「あとで」と未決にするのはダメ

ストレスになる
覚えておけないし、覚えておこうとしつづけるのはストレスになる。そのうち忘れてしまい、大変なことに。周囲に迷惑がかかるだけでなく、自己嫌悪に陥り、ストレスが大きくなる。

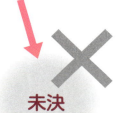

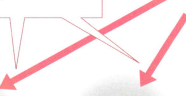

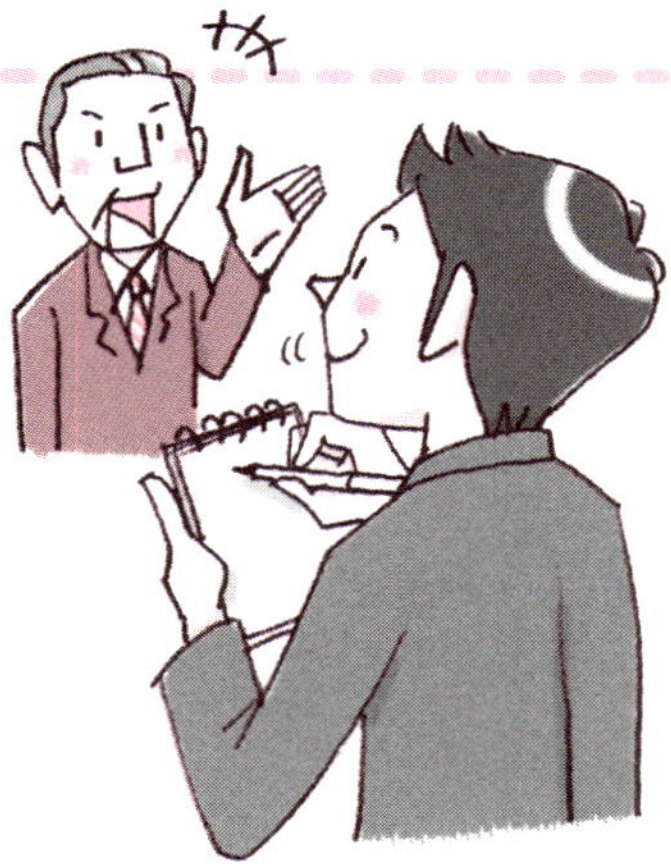

上司によばれたらメモ帳を持って。指示はその場でメモする

「あとで」は厳禁 すぐにメモを

指示されたとき、連絡を受けたときが、メモをするたった一回のチャンスだと思ってください。メモをしたら読み上げるなどして、記憶に焼き付けます（P24参照）。

メモのとり方も工夫一つで、記憶を補強できます。色やシールで見た目に楽しくするのもよい方法です。メモするのは小さな紙一枚だとなくしやすいので、メモ帳や、大きい紙に書いて貼っておくなどの工夫も必要です。

メモの書き方を工夫する

課題4 記憶の補強

やることや、約束ごとは、忘れないように強調します。

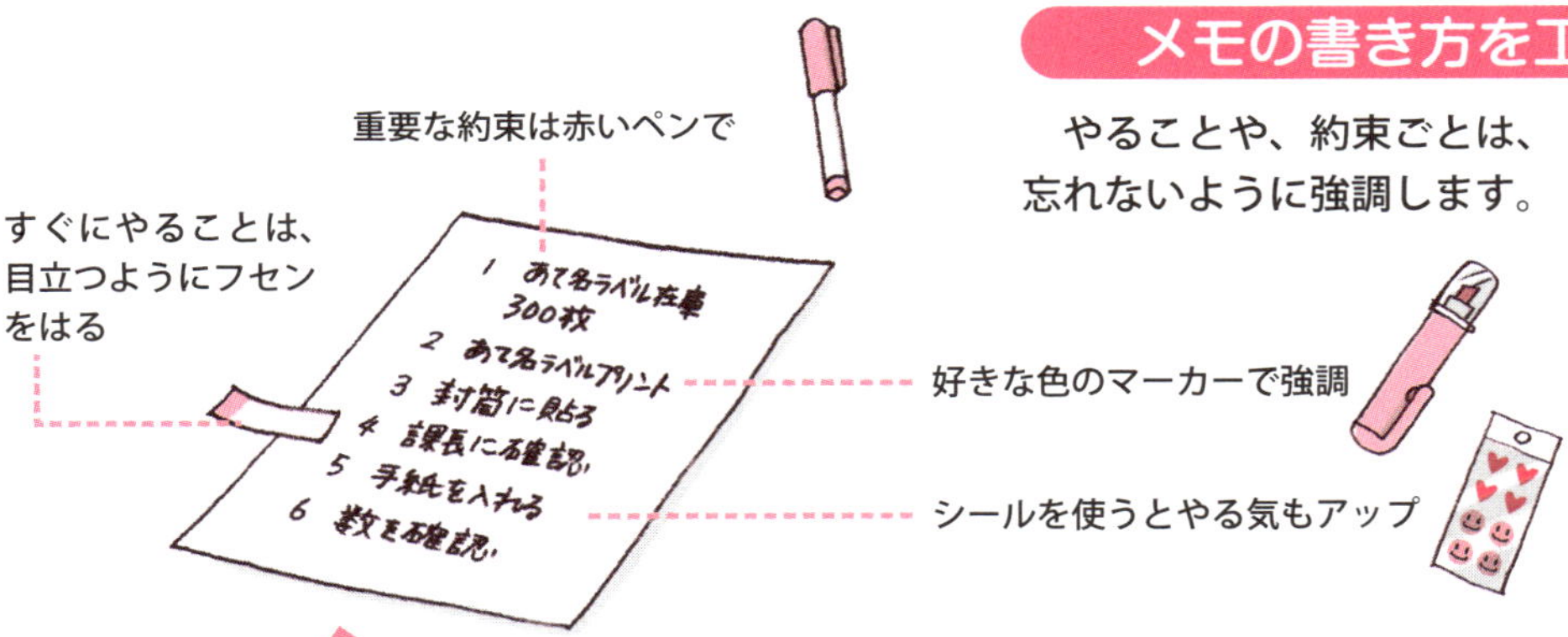
重要な約束は赤いペンで
すぐにやることは、目立つようにフセンをはる
1 あて名ラベル在庫 300枚
2 あて名ラベルプリント
3 封筒に貼る
4 課長に確認
5 手紙を入れる
6 数を確認
好きな色のマーカーで強調
シールを使うとやる気もアップ

用事がすんだらスタンプを押すなどして、終わったことがわかるようにすると、達成感が得られる。保管するなら、完了した日付を書いておく

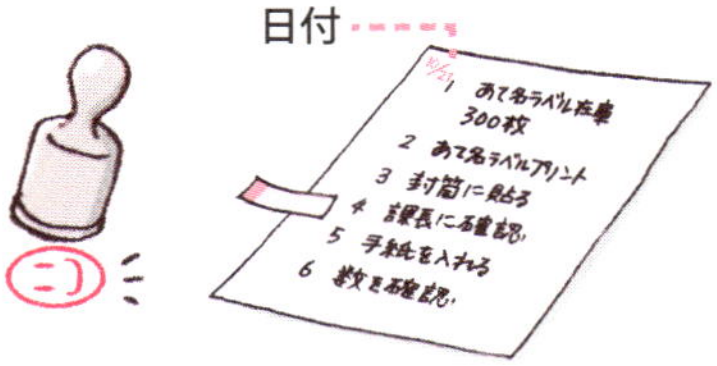
日付
1 あて名ラベル在庫 300枚
2 あて名ラベルプリント
3 封筒に貼る
4 課長に確認
5 手紙を入れる
6 数を確認

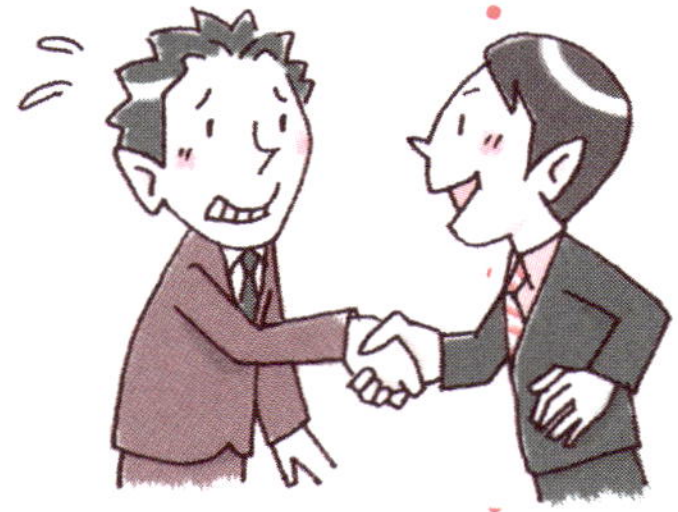

同僚にも苦手なことがあるので、困ったときに、お互いに助け合っている

工夫例

協力者をつくった（Bさんの工夫）

同僚に、メモした内容を言っておき、忘れていたらひと声かけてほしいなどと頼むようにしています。同僚の負担にならない程度に。感謝の意を伝えるため、ときどきお昼ご飯をごちそうしています。

忘れないように二重、三重のガードを

会議や訪問などの大切な約束をすっかり忘れることがあります。メモしたことじたいを忘れたり、記憶違いも少なくありません。何重かのガードをしておくほうが安心です。

課題4
記憶の補強

記憶違いを防ぐ

不注意があって聞き間違えたり、転記ミスをしたり。せっかくメモをしても結局、約束を守れないことにならないような工夫をしましょう。

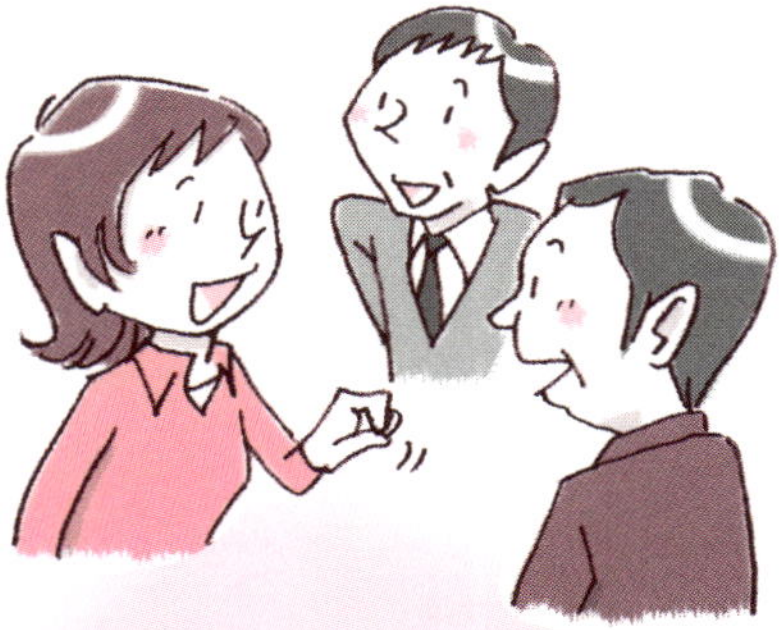

「メモしておきました」などとメモの内容を話題に出してもいい

話題に出す

会議の内容などを「○○でしたね」などと、話題に出す。聞き間違いに気づくことができる。

前日にメールを送る

約束をした相手に「明日は○時にうかがいます」などとメールを送る。日時の間違いが防げる。

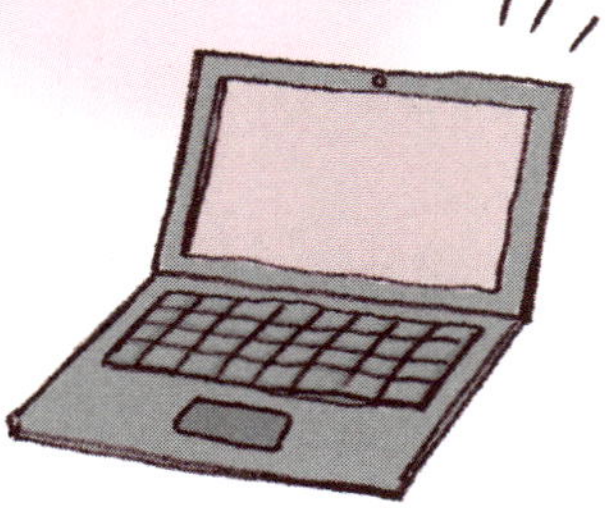

パソコンを使うことは手を動かすこと。記憶の補強の一助

手を動かすことで記憶に残りやすくなる

メモをしても、それを見るのを忘れたり、聞き間違いから記憶違いをしたり。記憶を補強し、ミスを防ぐために、できる限りの対策を立てましょう。

手を動かすと記憶に残りやすくなります。メモは手帳だけでなく、何カ所にも書いておきます。

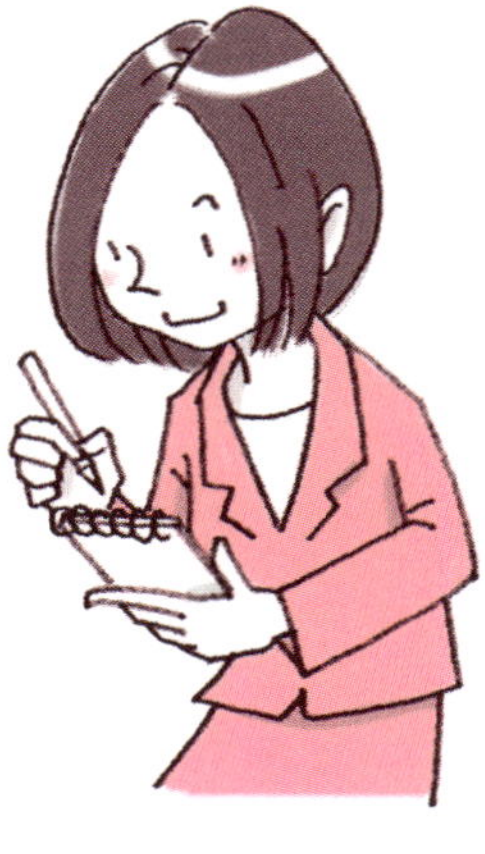

手を動かすことで脳を刺激し、記憶に残りやすくなる

何重ものガードをする

課題4 記憶の補強

何度も手を動かすことで記憶が補強されます。

最初のガード

手帳の選び方、使い方はＰ50参照

手帳に書く

ＯＨＩＯ方式で、
すぐに手帳にメモする。

何度も見る

手帳は何度も見る習慣に。さらに毎晩、翌日のアポイントを確認。

二重のガード

パソコンに入力

パソコンやスマホでスケジュール管理。約束の時間にタイマーを鳴らしてもよい。

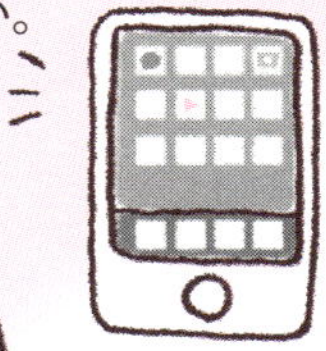

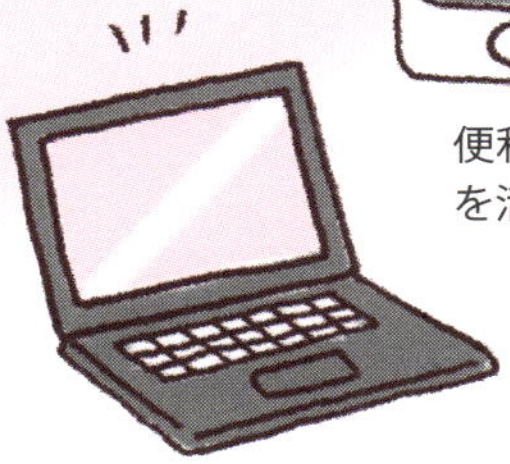

便利な機能を活用

三重のガード

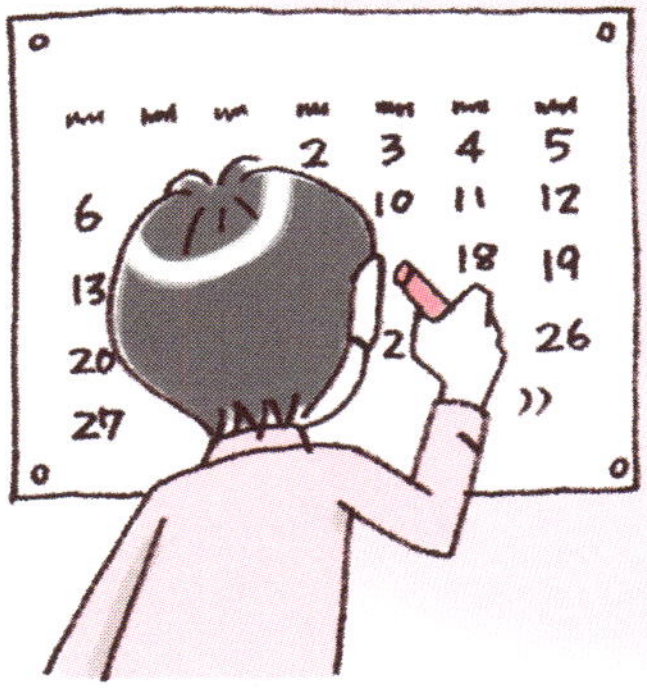

自宅のカレンダーに書く

仕事の約束でも、自宅のカレンダーに書いておけば、毎日見ることになる。転記ミスに注意を。

書き込みやすいカレンダーを壁に貼っておく

最後のガード

紙に書いて貼る

職場のデスクから見える位置に、大きい紙に書いて貼っておく。

記憶に残りやすい手帳の書き方がある

手帳をじょうずに使ってスケジュール管理に役立てましょう。まず手帳を選ぶところから。一ヵ月、一週間、一日タイプのうち、ADHDの人には一ヵ月タイプがおすすめです。

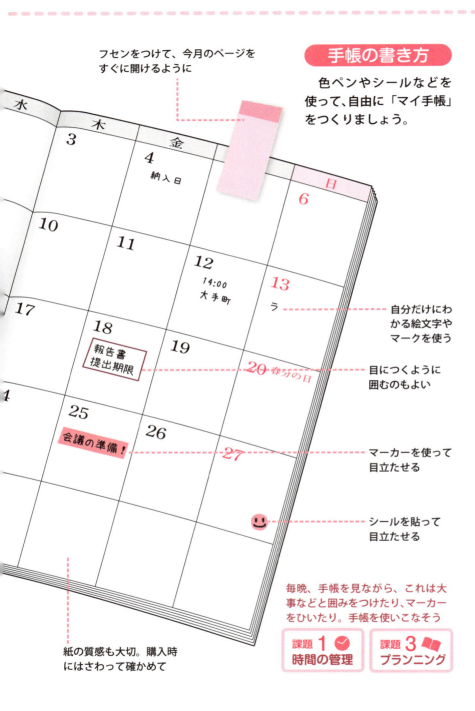

手帳の書き方

色ペンやシールなどを使って、自由に「マイ手帳」をつくりましょう。

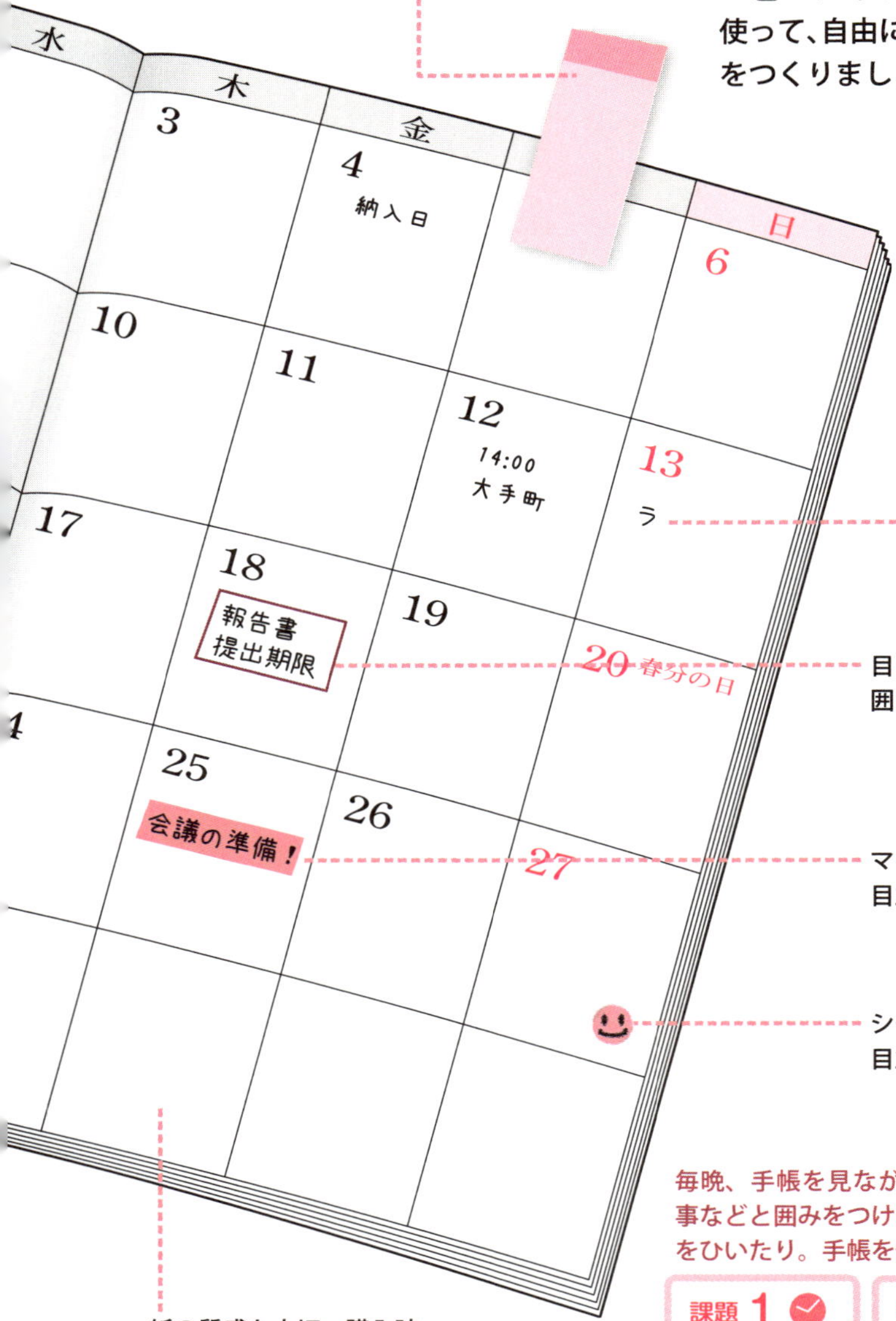

フセンをつけて、今月のページをすぐに開けるように

自分だけにわかる絵文字やマークを使う

目につくように囲むのもよい

マーカーを使って目立たせる

シールを貼って目立たせる

紙の質感も大切。購入時にはさわって確かめて

毎晩、手帳を見ながら、これは大事などと囲みをつけたり、マーカーをひいたり。手帳を使いこなそう

課題1 時間の管理

課題3 プランニング

一日の細かいスケジュールは

毎日の細かいスケジュールを書くために、別の手帳を併用してもいい。または、紙に書いて見えるところに貼っておきます。

9:00	メールチェック
10:00	発送→包む
11:00	住所確認 ラベルづくり
12:00	昼休み
1:00	在庫確認
2:00	在庫数の報告書作成
3:00	
4:00	チェック
5:00	報告書仕上げ→提出

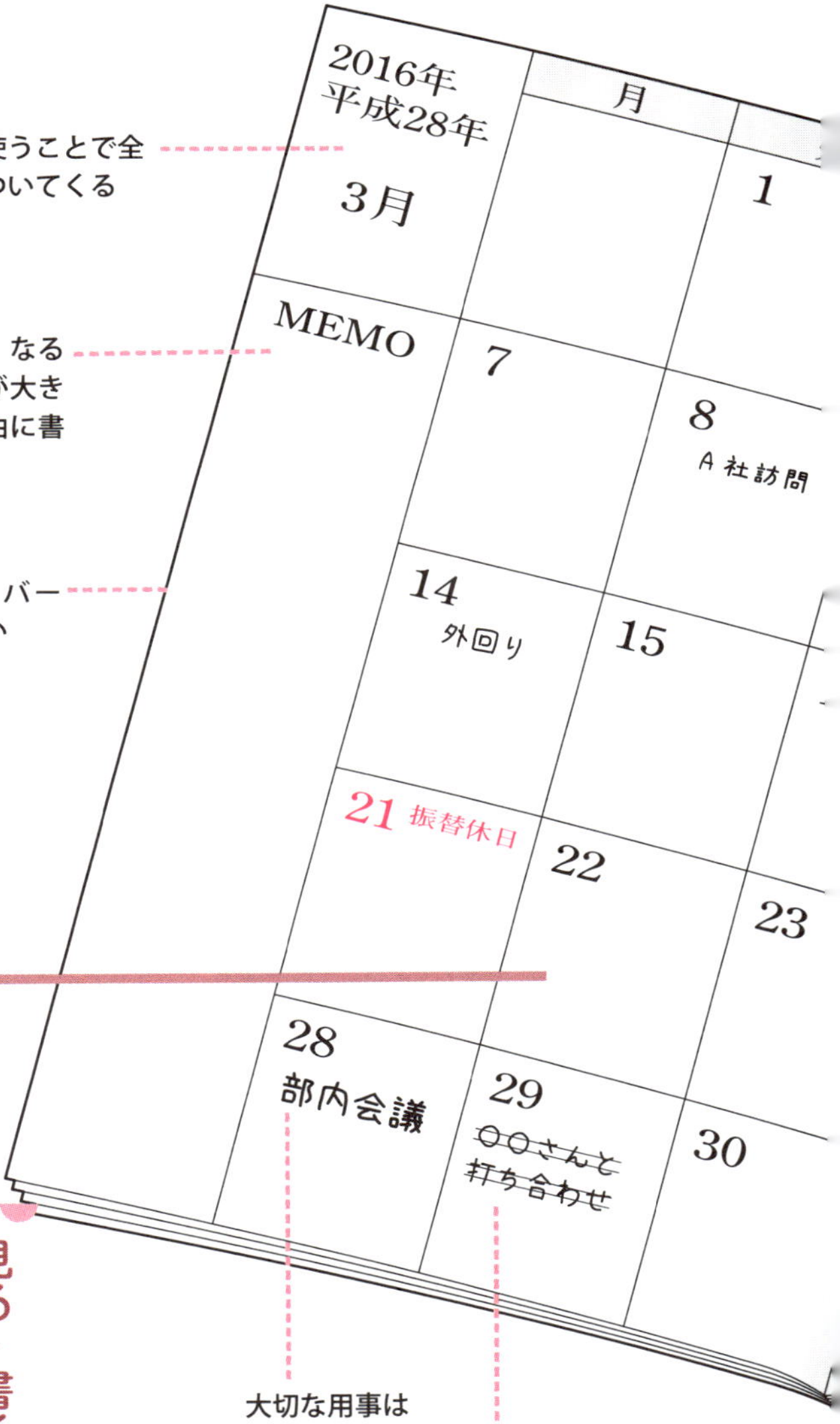
2016年
平成28年
3月
月
1
MEMO
7
8
A社訪問
14
外回り
15
21 振替休日
22
23
28
部内会議
29
○○さんと
打ち合わせ
30
1ヵ月単位を使うことで全体を見る力がついてくる
メモ欄は必要。なるべくスペースが大きいものを。自由に書いてよい
好きな手帳カバーをつけてもよい
大切な用事は太字で書く
予定がなくなった場合には、消さずに二重線を引く。記録を残すほうが安心と感じる傾向がある

見る・書く楽しさをプラスする

一ヵ月が一覧できる手帳は、全体を把握することができます。毎日の細かいスケジュールは、別の紙に書いて見えるところに貼っておきましょう。

手帳は自分だけが見るものですから、好きな色や筆記具を使って、楽しく使えるようにします。やる気アップにつながるし、手帳をつけることが継続します。

単調なことは短期集中で終わらせる

ADHDの人は、いわゆるルーティーンワークが苦手。ランナーでいえば短距離向きです。ならば仕事の進め方も、短距離を何回かくり返すように組めばいいのです。

短距離なら得意 強みを活かして

気が散ってしまうので、同じことに取り組みつづけるのは苦手です。作業を細分化し、休憩をはさんで変化をつくりだしましょう。

短い時間なら集中できるので、同時にいくつもの仕事を進めず、一つ終わらせたら次というように進めます。

休憩をときどきはさむ

単純作業を進めるには、休憩をはさむのがいちばん効果的。仕事の内容ごとに小分けにして、飽きないように、目新しさを自分でつくりだそう。

仕事の内容

書類の片づけ

休憩

モチベーション

モチベーションが下がったままにならないよう、自分をはげましながら、一つずつ完了させていきます。

一つ終わったら、スケジュール表に大きく二重線を引く

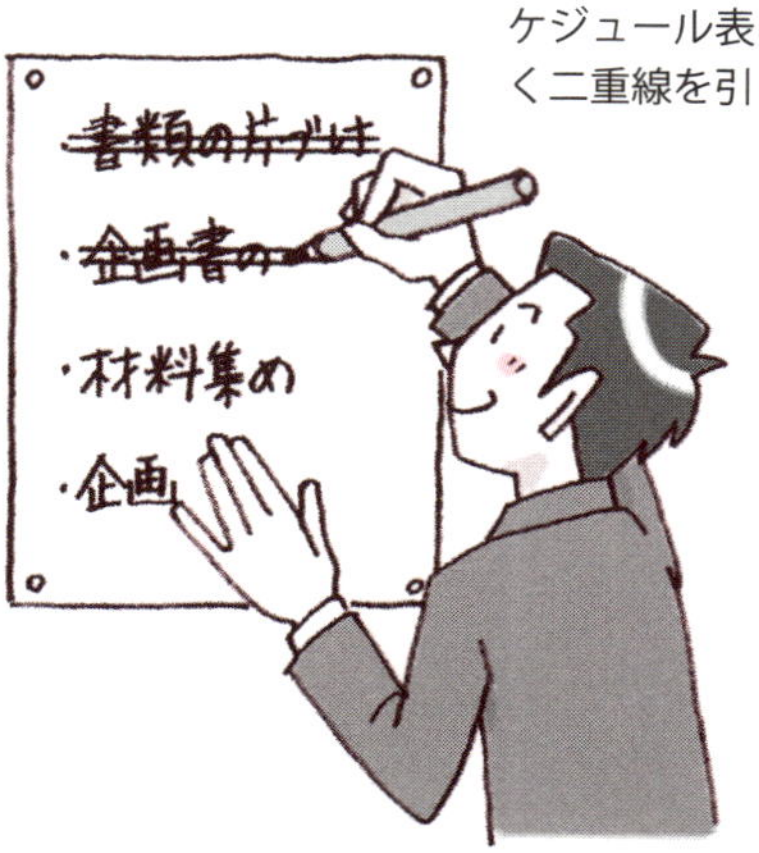

成功体験を得る

目標のハードルを低く設定すれば、クリアするたびに達成感が得られる。こうした成功体験がモチベーションを回復させる。

モチベーションを持続させる

課題 5 ♥
持続力

休憩をとるなど、モチベーションを持続させる工夫をしましょう。

ごほうびシステムで

「全部すんだらビール」など、ごほうびシステムにすると完了できる。

やりたい気持ちを演出する

好きな文房具を使ったり、仕事の意義を確認したり。やらなくてはならない仕事ではなく、やりたい仕事に変える。

仕事は小分けにする

一日の仕事として「経費の報告」とするより、まず書類を片づけ、そのなかから領収書だけをまとめるなど小分けにする。そのつど休憩がとれる。

休憩 → 経費の計算 → 休憩 → 領収書まとめ（日付順に）

アドバイス

豪華なごほうびも

仕事の内容によっては、単純作業が長く続くこともあります。モチベーションを数日間保ちつづけるのは至難の業。難しいなら、少し奮発したごほうびを用意してもいいでしょう。高価な買い物や旅行などが待っていると思えばがんばれるものです。

心が折れそうになったら深呼吸。簡単にできるストレス解消法の一つ

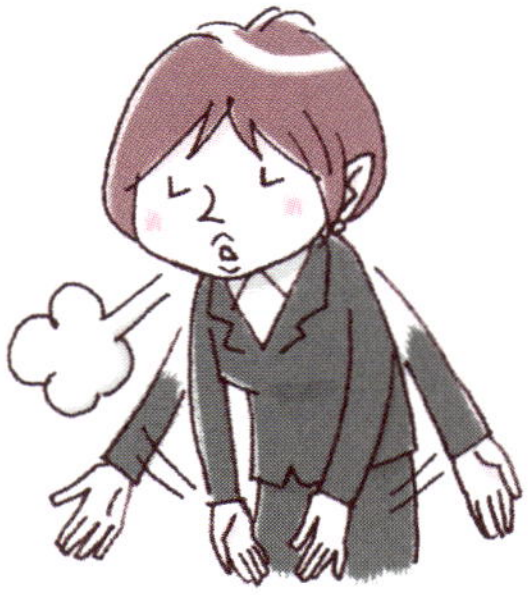

お茶をのむなど、しっかり休もう

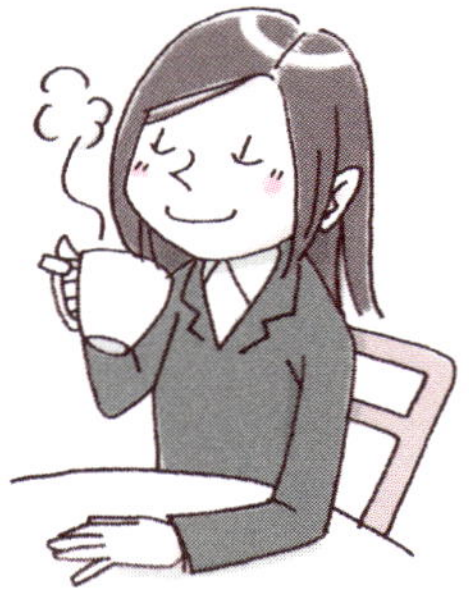

ほめて、やる気をキープさせる

勢いはいいけれど長続きしない、ミスが多いなど、ＡＤＨＤの人の仕事ぶりには、困らされることがあるでしょう。しかし、コツをつかめば、一緒に仕事をしやすくなります。

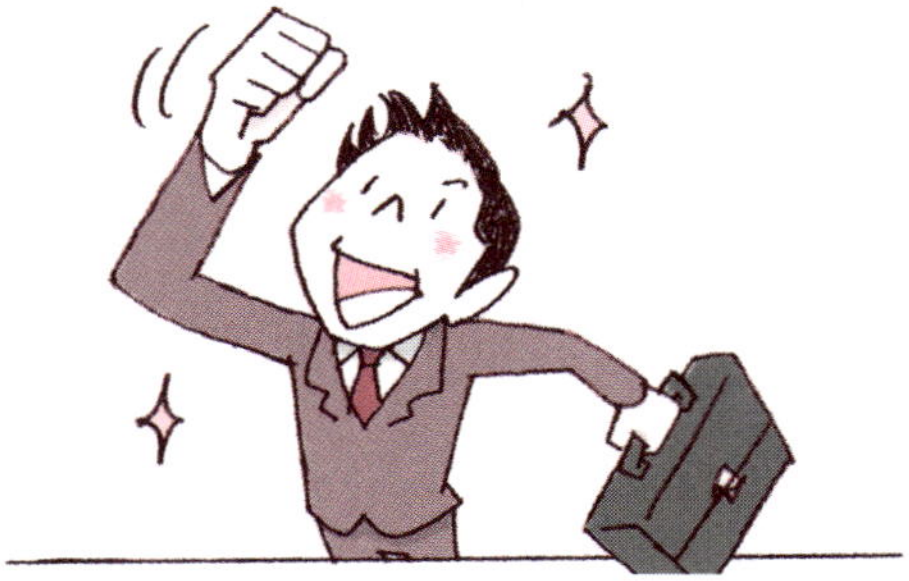

長所を伸ばして組織に役立てる

衝動性や不注意は、裏返してみれば、豊富なアイデアや瞬発力ともいえます。ほめれば伸びる面もあります。

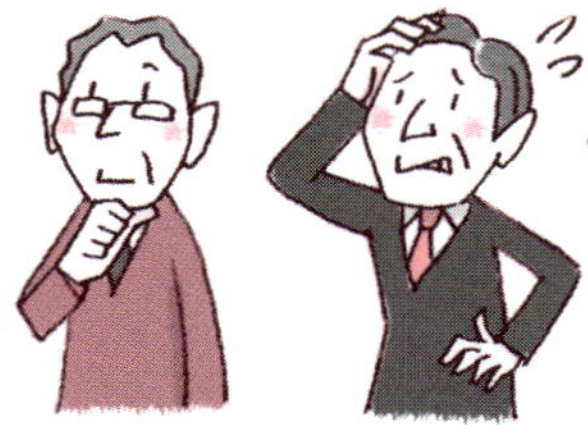

ＡＤＨＤの特性をプラスと見るかマイナスと見るかで、評価が違ってくる

短所を見て頭ごなしに叱る

うっかりミスや遅刻が続くと、だらしない、やる気がないと思いがち。しかし、ＡＤＨＤの人は、けっしてやる気がないわけではない。叱っても「わかってもらえない」と落ち込ませるだけで逆効果。

改善方法を話し合う

本人は、できないとわかっていて困っていることもある。ミスの原因を話し合い、どうしたら改善できるかという前向きな話をしよう。

とにかくほめて長所を伸ばす

約束の時間や期限に遅れる、ものの管理が悪い、ケアレスミスをくり返す。社会人としてはマイナス評価されがちなＡＤＨＤの人。「なぜ、できないんだ」と文句も言いたくなりますが、これは本人を追いつめるだけで、なんの効果もありません。がんばっているのに結果が出せず、困っているのは本人なのです。

むしろ長所を見つけ、ほめるほうが有効です。やる気になれば集中してがんばるからです。苦手な部分をサポートする態勢をつくりながら、特性を仕事に活かすようなやり方を探してください。

アドバイス

同僚がＡＤＨＤの場合

つめが甘かったり、しめきりに遅れたりする同僚には、さりげないサポートを。

- できるところは協力する
- 忘れていそうなことは、さりげなく教えてあげる

上司がＡＤＨＤの場合

言うことがコロコロ変わったり、自分勝手で調子がいいように見える。割りきってつきあおう。

- 確認をひんぱんにとり、サポートをして、信頼を得る
- ある程度あきらめる

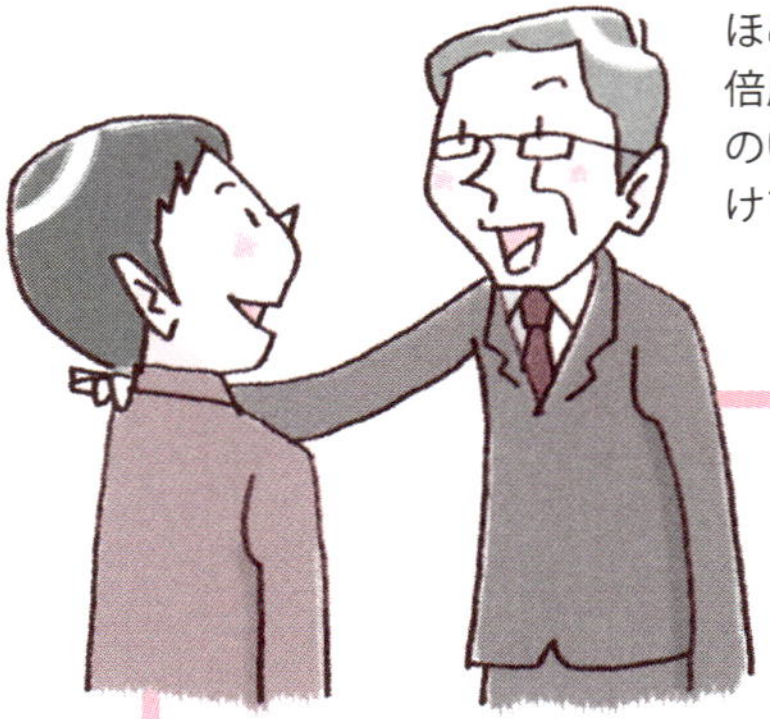

ほめられることが人一倍原動力になる。本人のいいところに目を向けて

長所を見てほめる

ＡＤＨＤの人は、信頼している人の指示によく従う傾向がある。長所を見て自尊心を高めると、信頼関係が高まる。通常よりひんぱんに進捗状況をチェックする。

注意するポイントを押さえる

- 報告、連絡、相談を強化する
- 相談しやすい環境をつくる
- チームを組んでカバーしあう
- メモで指示する
- ほめる

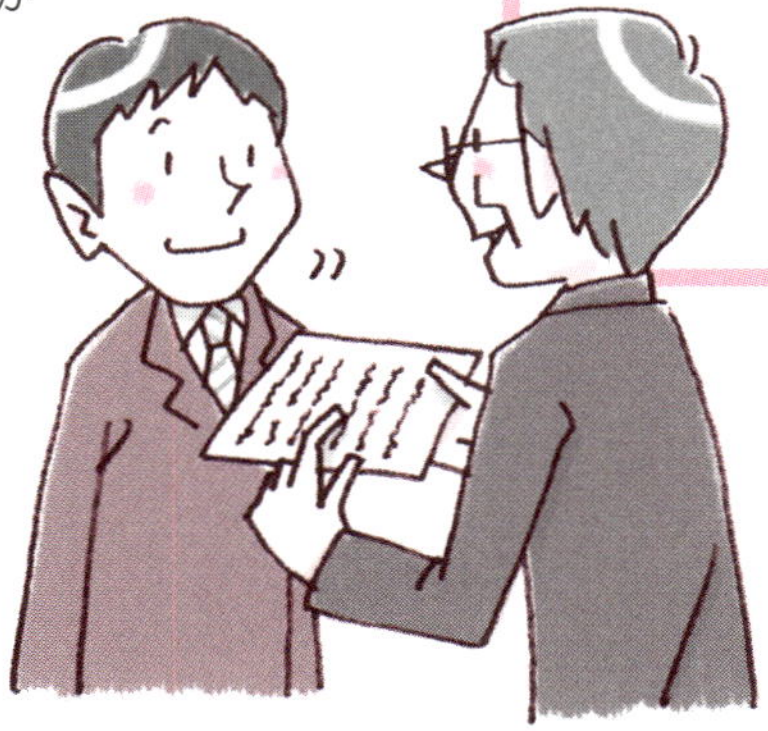

口頭での指示より、目に見える指示のほうが頭に入る

Column

自分自身の服装や身だしなみも管理しよう

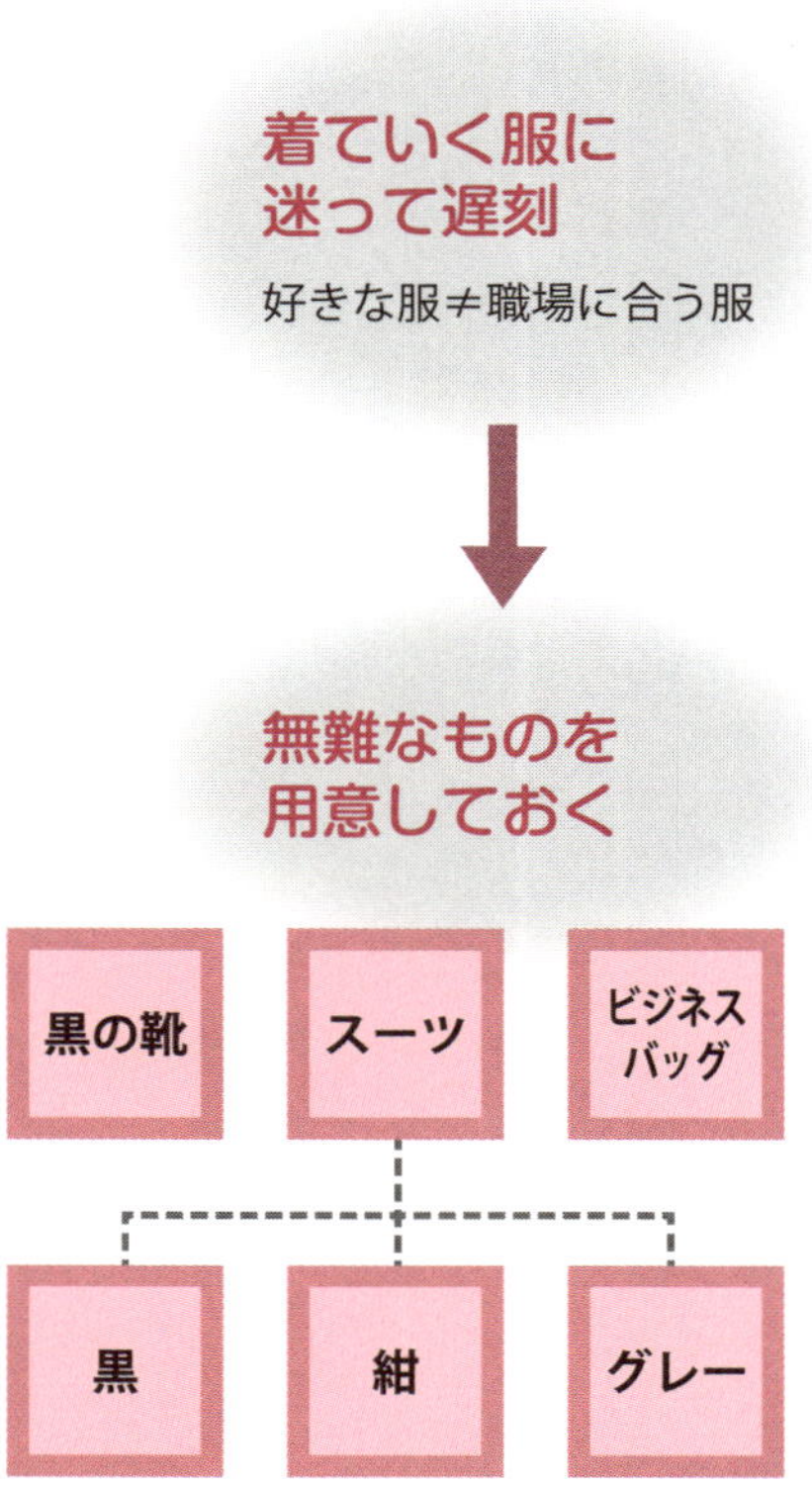
着ていく服に
迷って遅刻
好きな服≠職場に合う服
無難なものを
用意しておく
黒の靴
スーツ
ビジネス
バッグ
黒
紺
グレー

時間の管理、ものの管理は重要な課題ですが、自分自身の服装や身だしなみの管理が必要な人もいます。外見を管理しましょう。職場では、見た目の印象が仕事にも影響することは否めません。

服を好き嫌いで買ってしまうので、好きな服装が職場に合う服装ではないことがあります。また、なにを着るか迷って遅刻をすることもあります。いずれも、職場用の無難な服を用意しておくことで解決します。

わからなければ洋服を買うとき、店の人にアドバイスをもらいましょう。

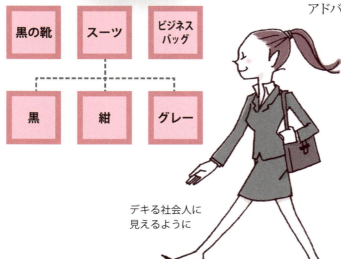

デキる社会人に
見えるように

これは避けて！

- アクセサリーをたくさんつける
- 流行を取り入れすぎるなど派手な格好
- キャラクターつきの服装
- ラフすぎる格好
- 洗濯が不十分。しわくちゃ

3 家庭での段取り力→暮らしやすさにつながる

じつは家事って、とても難しいのです。
いろいろなことを
同時に進めなくてはなりません。
ＡＤＨＤの人は、あたふたするだけで
家の中は散らかる一方。
悲しい気持ちになるかもしれません。
でも、段取り力をつければ、
落ち着ける日が、きっとやってきます。

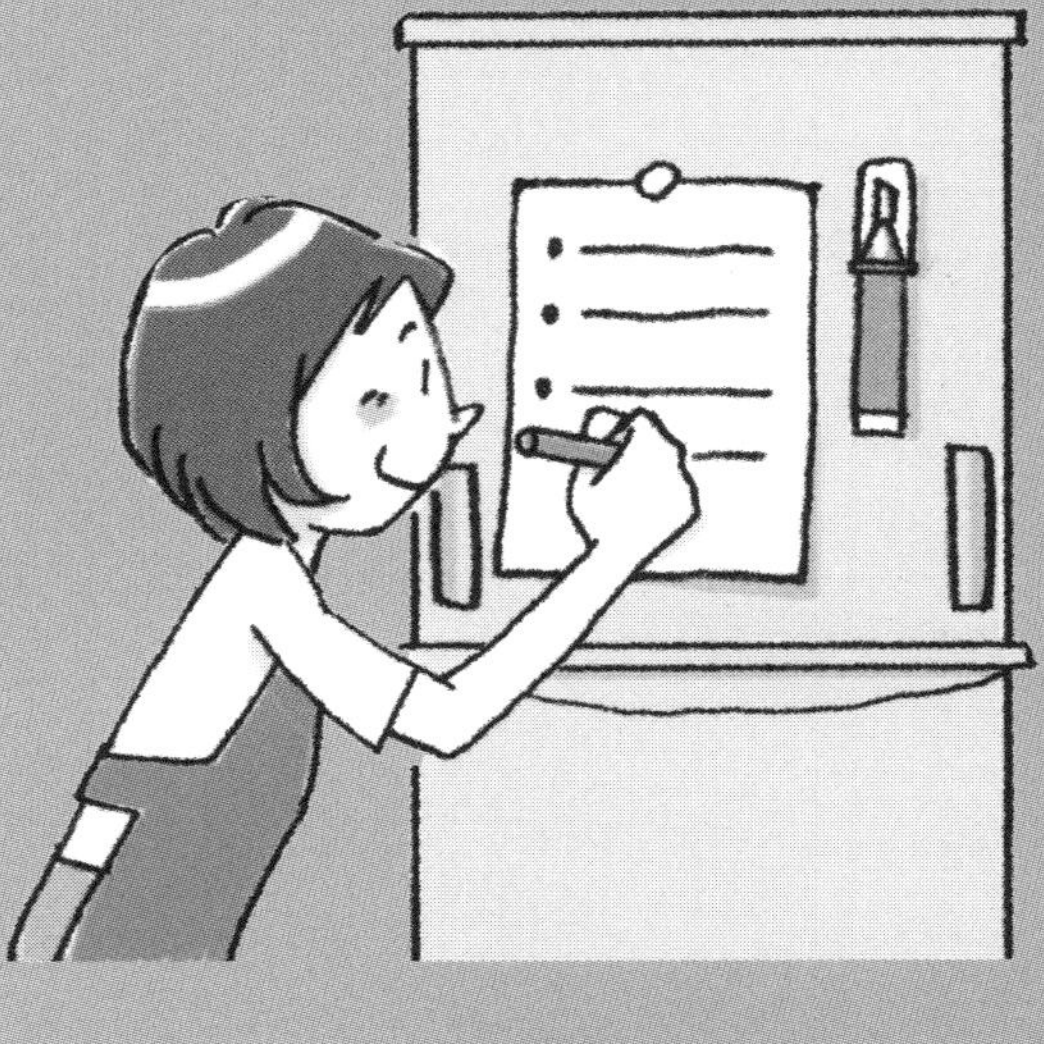

家庭での段取り力をつけるために
それぞれのシーンで意識したい課題を
課題 1 時間の管理　などで示しています。

完璧をめざさず、七五点でもよい

単純作業が苦手なADHDの人。いわゆる「普通の暮らし」をすることに苦労しています。じつは家事ほど難しいものはありません。どのような段取り力をつければよいでしょうか。

ADHDの人にありがちなペース

大きな目標を立てて、今日こそやろうと始めます。ところが気が散ったり、ほかの用が入ったり。結局、中途半端な結果になってしまいます。

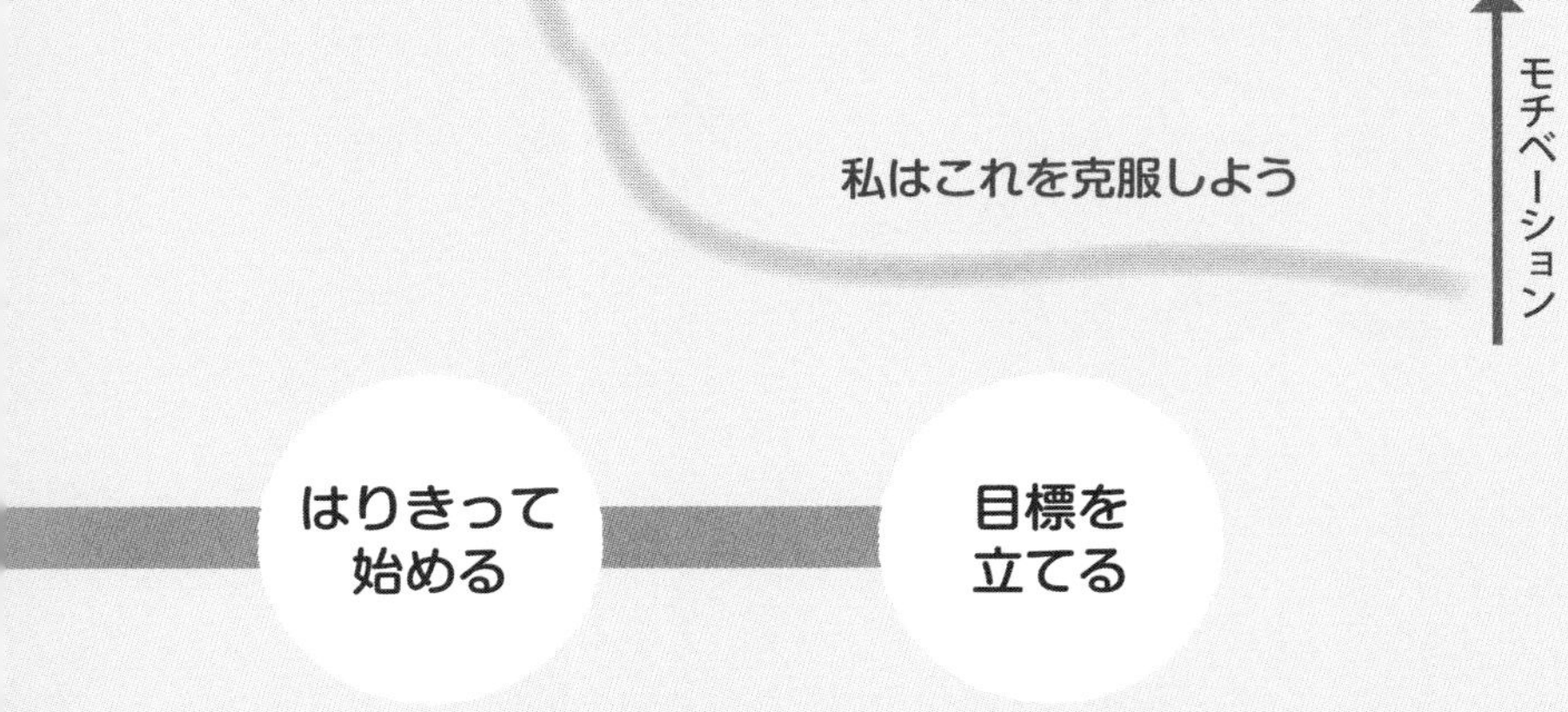
よしやるぞ
私はこれを克服しよう
モチベーション
はりきって始める
目標を立てる

家庭での、つけたい段取り力

75点でもいいと、やる気をもつ

完璧にやらなくてもよいのです。不可能ではない目標を立てて、クリアできればよい。75点の段取り力をつけることをめざします。

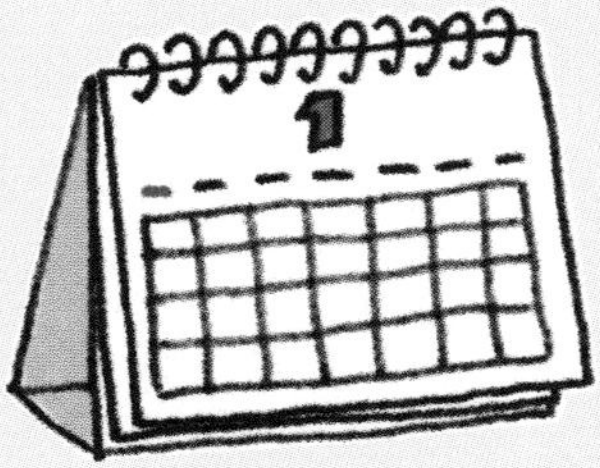
1

時間はどのくらいある？

やり方はわかっているか

好きなことを優先していない？

落ち込む

普通のことができない、当たり前のことができないなどと落ち込みます。私ってダメな人間だと自責の念も。

やっぱりダメ

もうムリ

がんばらないとダメだ

難しい

なにも終わっていない ← 続かない ← 無理にがんばる

ひとまず終了 ← **100点は無理とあきらめてしまわないで、**

ほどほどの結果でも達成感が得られた

掃除も小分けに

目標が高すぎない？

ものの定位置は決めた？

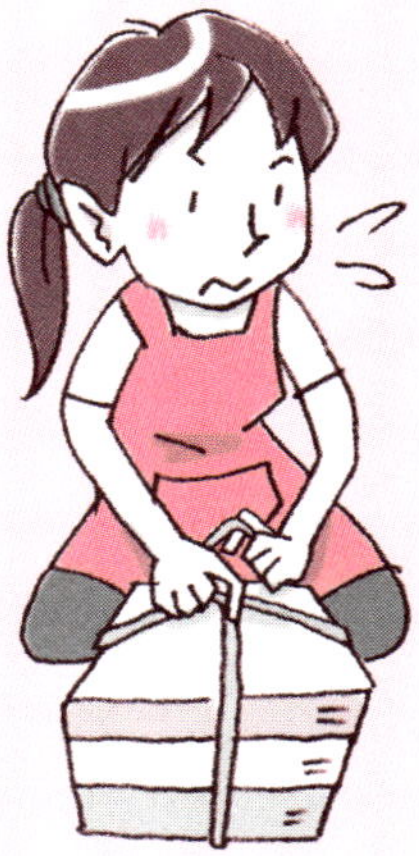

めざすところが決まったら、そのために具体的にどうするか、これから順番に見ていきましょう。

「めんどう」なことを「やりたい」ことに

やらなくてはいけないのに、なかなかやる気スイッチが入りません。めんどうだからと先送りしてしまう傾向があります。でも困るのは自分。どうすればやる気が起きるでしょう。

やる気スイッチを入れる

課題3 計画立案　課題5 持続力

ダメな自分とてきぱきやる自分と、どちらがいいですか。先送りにせずやる気スイッチをONにするのは、ほかならぬ自分のためです。スイッチを入れるコツを覚えましょう。

「やりたい」と言ってみる

実際に声に出すことがコツです。１回でその気にならなければ何度でも言いましょう。不思議なことに、やる気がわいてきます。

やりたくないめんどう

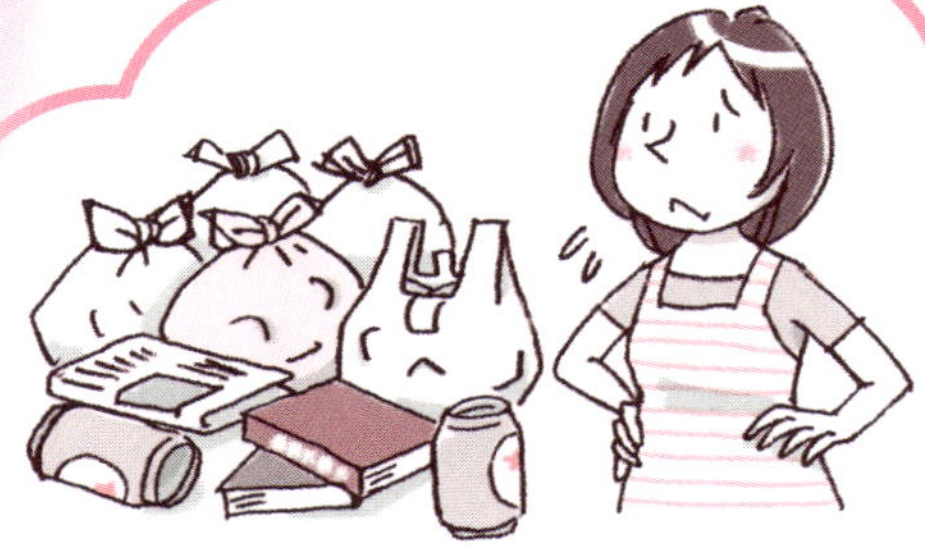

目の前にゴミ袋がいっぱい。捨てればいいとわかっているけれど、めんどうくさい

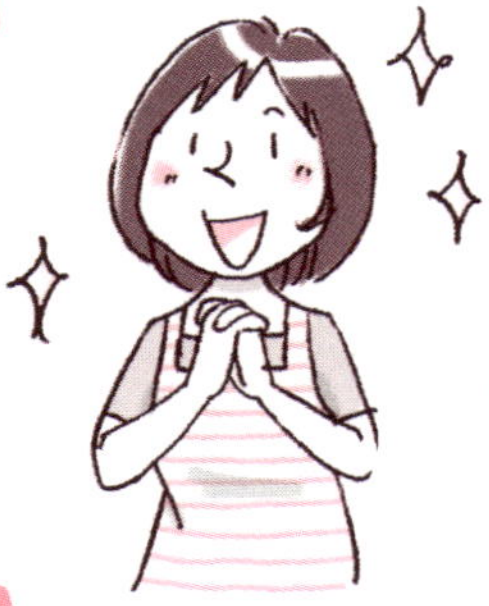

最初はうそでもいいから「ゴミを捨てにいきたい！」と言ってみる。表情も大切

自分から動くことがじつは動けるコツ

「やらなくちゃ」と思うから始められないのです。その気持ちの背景には「めんどうだけど」があります。めんどうだという感情にコントロールされているのです。

自分で自分の行動をコントロールしましょう。やることの意味ややり方を見つけ、気持ちを変え、自分のために動くのです。

時間を区切る

とにかく15分間だけやろうなどと、内容より時間で区切ります。短期集中で、その間だけがんばりましょう。

自分へのごほうびを用意する

○○がすんだらアイス、などと、自分用のポイントカードをつくってもいいでしょう。達成を見える形にするとやる気が出やすくなります。

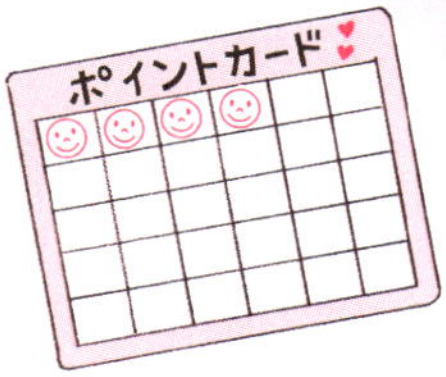

カードがいっぱいになったら少し豪華なごほうびもアリ

いい結果をイメージする

なんのためにこれをするのか、これをしたらどんなにいい結果になるのかをイメージしてみます。そんなすばらしいことが待っているならと、やる気スイッチが入るでしょう。

ゆるめの目標設定にする

自分に合った目標を立てましょう。やっているときには、その目標があることを忘れずに。やっているとできるようになります。75点をめざせばいいのです。

アドバイス

やり方はわかっている?

これまで家事をしたことがなくて、やり方がわかっていなかったという人は、意外に多くいます。やり方を知らないと、要領も得ず大混乱のもとです。

誰かにアドバイスしてもらったり本を読んだりして、基本的なやり方を覚えましょう。

工夫例

家電を十分に利用(Cさんの工夫)

電子レンジでほとんどの料理をしています。なべなどを洗わずにすみます。

食器洗い機は高価でしたが、購入してよかったです。食器は使ったらすぐに食洗機に入れてしまいます。流しに置きっ放しということがなくなりました。乾燥もできるので、ふく手間が省けました。

家事に当てられる合計時間を考える

家事に当てられる時間は限られています。時間内に最低限できることをしましょう。好き嫌いで決めるとバランスが悪くなります。必要かどうかからスケジュールをつくります。

平日用と週末用をつくる

家事に当てられる時間は平日と週末では違います。毎日ひととおりの家事をしなくてはと思わないこと。時間内で最低限できることだけやればいいのです。

課題3 プランニング

平日スケジュールをつくる

出勤前と帰宅後だけです。何時間ありますか。そのなかで食事の準備、簡単な片づけなど、やることの所要時間をわりふり、平日スケジュールをつくります。そのほか、休日にすることを書き出すペーパーワークの時間をとります。

朝食づくり	30分
夕食づくり	45分
洗濯	20分
片づけ（洋服など）	30分
ペーパーワーク	5分

家事時間は朝1時間。夜2時間30分ぐらい

朝

6:30	洗濯機をまわし、お弁当＆朝食づくり
7:00	朝食
7:20	洗濯物を干す＆身支度
8:00	家を出る

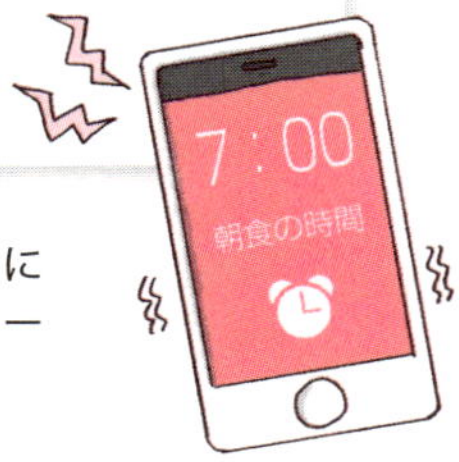

スケジュールどおりに進めるためにタイマーを鳴らしてもいい

夜

6:30	買い物をして帰宅
6:45	夕食づくり
7:30	夕食
8:30	食事の片づけ＆洗濯物の片づけ
10:00	ペーパーワーク＆手帳見直し
10:45	入浴
11:30	就寝

寝る前に、週末にやることを考えて書き出すことと、翌日の準備のための手帳チェックをする

無理してがんばらず できる範囲のことを

家事のスケジュールをつくるメリットは、いつ、なにをするか明確にわかり、バランスよく家事を進められること。「できた」という達成感を得るために、可能なプランを立てましょう。

よくばっても無理。まず、家事に当てられる時間がどのくらいあるかを確認します。

やったらチェック

スケジュールは紙に書いて見えるところに貼っておきます。ホワイトボードを利用すると簡単です。スケジュールどおりに終わったら、自分へのごほうびを用意しておくと励みになります。ポイントカードの方法（P61参照）もいいでしょう。

課題5♥
持続力

スケジュール表は見えるところに貼り、すませた用事は、マーカーでチェックする

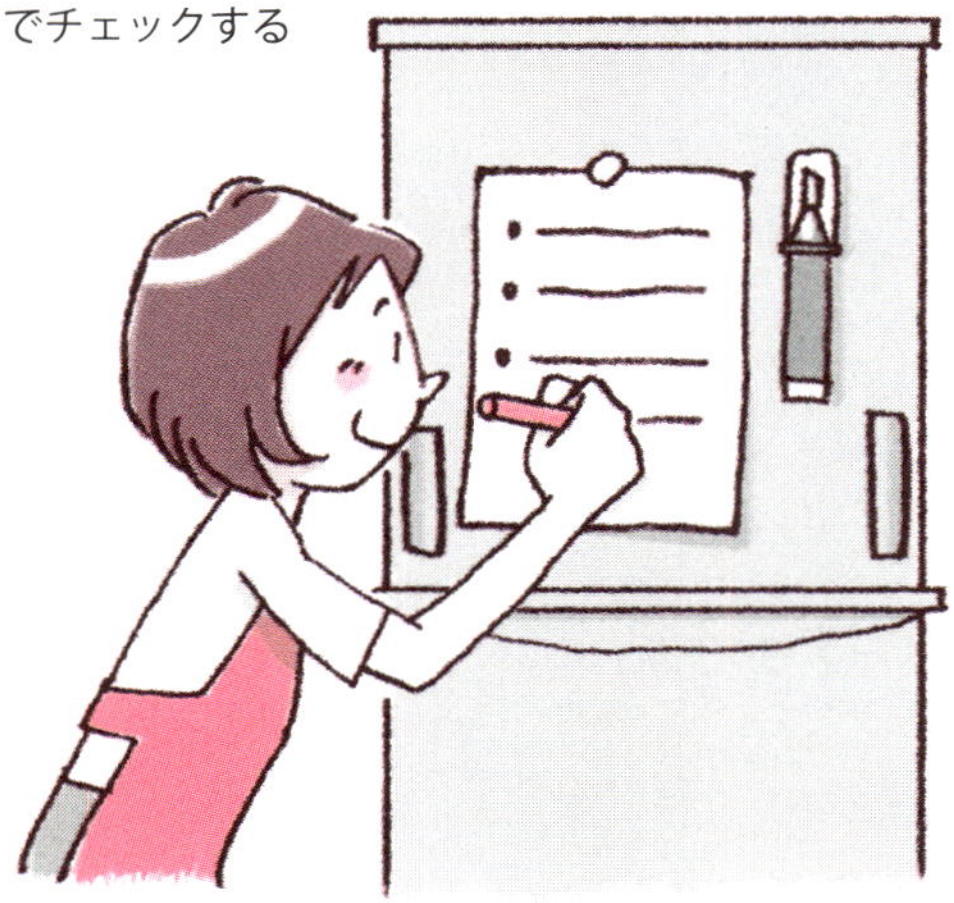

週末スケジュールをつくる

平日よりも2時間ほど家事の時間を多くとり、やり残したことをします。あまりよくばらず、実現可能なスケジュールにしておきます。また、終わらなくても自分を責めず、次週にまわします。

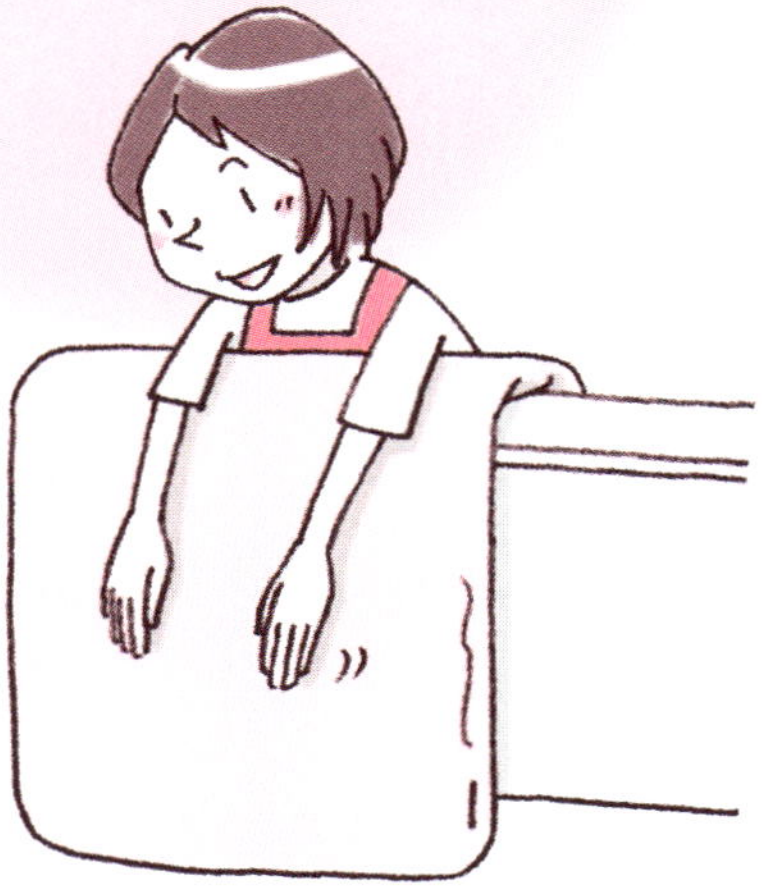

今週はふとん干し＋冷蔵庫内整理など、やることを小分けにする

週末にやることを磁石式プレートに書き、ホワイトボードに貼ってスケジュールを組み立てる方法もおすすめ

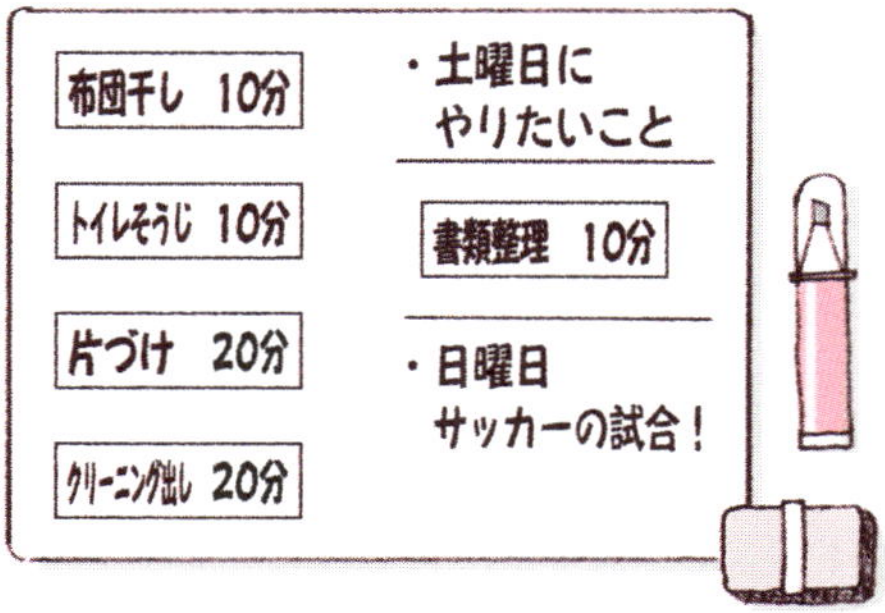
布団干し　10分
トイレそうじ　10分
片づけ　20分
クリーニング出し　20分
・土曜日にやりたいこと
書類整理　10分
・日曜日
サッカーの試合！

ものがなくても案外平気。とにかく捨てる

片づけはＡＤＨＤの人がもっとも苦手とする分野でしょう。片づけをする前に、まずものを減らしましょう。自分なりの「大切な」理由によって、ものを多く持ちすぎています。

ものの多さがトラブルを招くことも

もの探しにかなりの時間をとられていませんか。不思議なことに大事なものほど見つかりません。鍵や財布が見つからないと、家を出られません。

これは部屋じゅうにものが散らかっているからです。最大の原因は、空間に対してものが多すぎることです。たくさんのもののために、必要なものが埋もれてしまいます。それらが大切な空間を占拠し、片づけられないことであなたの心をイラつかせます。

とにかくものを捨てましょう。少しずつでも量を減らせば、ものを管理しやすくなります。

ものを捨てるといいことがある

課題5 持続力

ものの処分を決心するには、よい結果をイメージするとよいでしょう。

- 片づけが楽になる
- 必要なものがすぐに見つかる
- もの探ししなくてすみ、時間の余裕が生まれる
- 散らかった部屋にイライラしない
- 部屋が広くなる
- もっといいものが買える

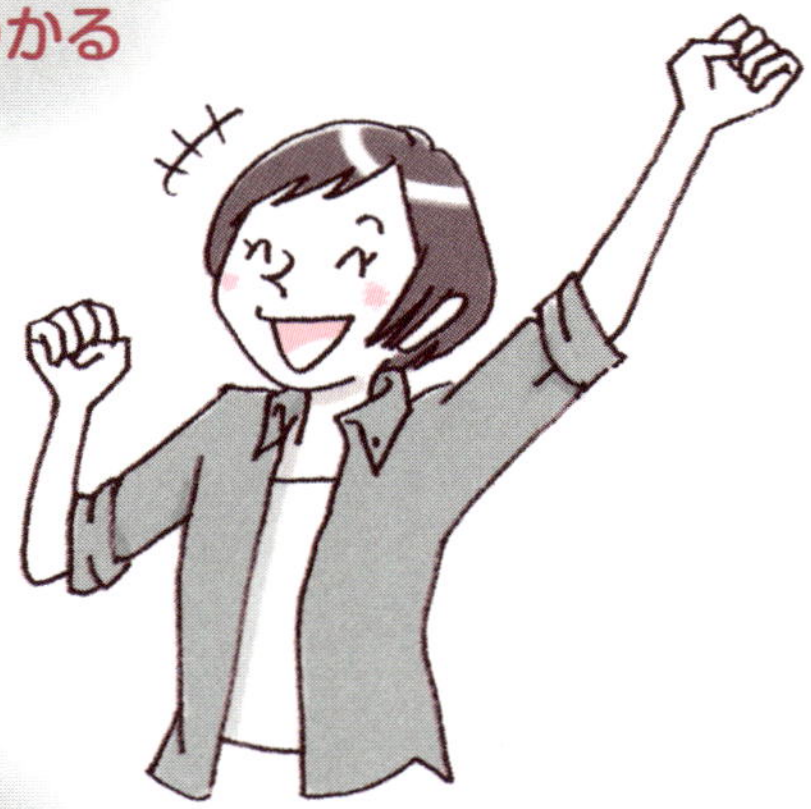

ほんの少しがんばれば、快適な生活になるはず

迷いを断とう

課題 2 ものの管理　課題 5 持続力

どうしてものを捨てられないのか考えてみましょう。自分なりの「大切な」理由があるのかもしれません。けれども大切なのはものではなく、暮らしやすさなのです。

いつか使うことがありそうだけど

捨！

その「いつか」がくることはほとんどない。捨てるのがもったいないものなら、リサイクル業者やバザーに出してもいい。

思い出の品だから

捨！

思い出を全部捨てろとはいわない。収納ボックスを決め、入るぶんだけを厳選し、あとは処分。写真にとってデータ化してもいい。

これを捨てよう

使わないもの

使えるかどうかで判断すると、試供品などを大量にとっておくことになる。使うかどうかで判断。使うかどうかの基準は今。昔使ったものでも今使わないなら捨てる。

しまいきれないもの

思い出の品や洋服などは、収納スペースを決め、入りきらないぶんは捨てる。収納スペースは増やさない。日用品のストックも大量にしない。使いきれるぶんだけに。

捨てる決心がつかない

保留

保留用の箱を1つ用意し、そこに1年間入れておく。さらに1年後まで使わなかったら処分。期日を忘れないように、箱に日付を書いておく。

捨てるのがめんどう

捨！

雑誌をひもでしばるのがめんどうなら、紙袋に入れる。100点でなく75点の処分法でいい。やる気スイッチを入れよう（P60参照）。

短時間で一つのジャンルに絞って片づける

一気に全部片づけるのは、ADHDの人に向かない方法です。ものの管理が苦手なので、収拾がつかなくなるからです。一ヵ所ずつスペースを区切って短時間で片づけましょう。

課題2 ものの管理

片づけは少しずつ

すべて完璧に片づけようとすると、途中で挫折します。少しずつ、めげずに自分を励ましながら片づけましょう。一つの作業は15分でおこなうことを目安にします。

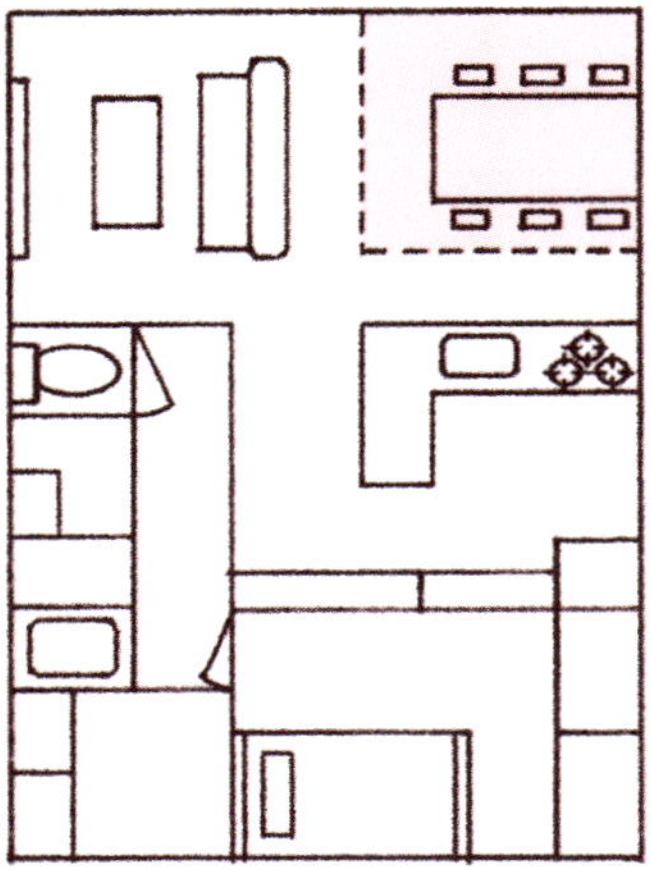

テーブルの周囲だけでもよい。無理にがんばろうとしないこと

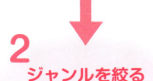

1 区画を決める

片づける範囲を決めます。自分が15分でできると思う範囲より狭くするのがコツ。部屋単位では無理だと思うなら、テープを張るなどして、区画を決めます。

2 ジャンルを絞る

決めた区画内で、なにを片づけるかを決めます。いちばん目につくジャンルのものにしましょう。

3 集める

決めたものを1ヵ所に集めます。時間内で終わらせるために、タイマーをかけておくとよいでしょう。

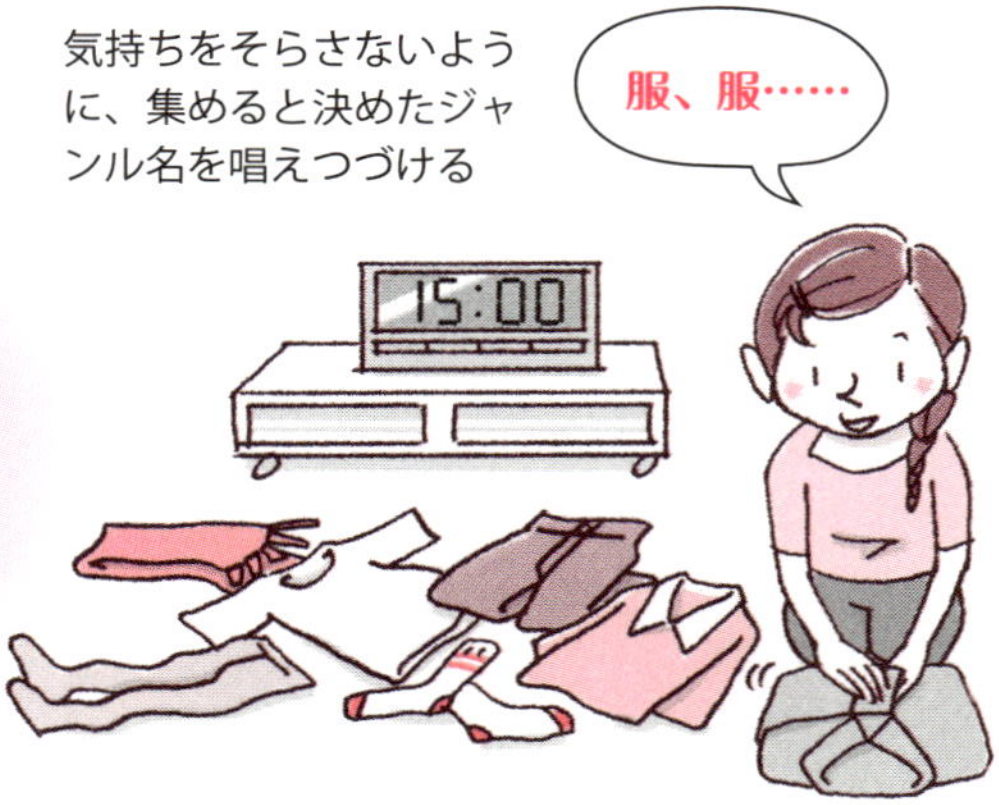

気持ちをそらさないように、集めると決めたジャンル名を唱えつづける

4 休憩

疲れていなくても10分間の休憩をとります。自分で気づかないうちに無理をしていることもあるからです。

5 分類する

集めたものを、主に三つに分けます。「このあとどうするか」を考えながら分類していきます。処分する、しまうのどちらかに分けるのが基本です。それ以外のものを別にします（P68参照）。

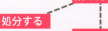

集めたもの

- **処分する**：捨てる、あげる、売るなど
- **しまう**：定位置に戻す
- **その他**：どうしても決められないものは、期間を決めて保留にする

くり返す

時間的、気分的に余裕があれば、1から5をくり返します。

アドバイス

途中でいやにならないために

課題5 持続力

完璧にしようと目標を高くしないことです。最初は1から5までを1回できればよしとしましょう。このやり方に慣れてきたら、何度かくり返せるようになります。

また、決めたジャンルのもの以外に目をやらないこと。服を片づけている最中に食器が気になっても、あえて無視してください。

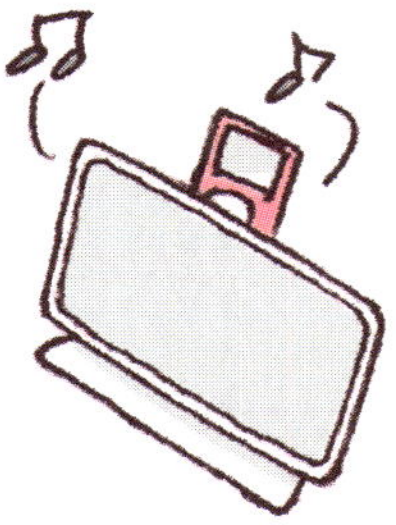

好きな音楽をかけて、「片づけ＝好きな音楽を聞く時間」としてもよい

いちばん散らかっているものだけに集中

あまりに部屋が散らかっていると、どこから手をつけていいか迷うもの。面倒になって、見て見ぬふりをしたくなります。

インテリア雑誌にあるようなステキな部屋にしようと、一気にすべて片づけるのは無理。使いやすい部屋にすることを目標にして、気軽にはじめてみましょう。

ADHDの人は、瞬発力でゴールをめざす短距離走のほうが向いています。ですから、片づけも作業を区切ることがコツです。衣類だけ、本だけなどと、いちばん目につくものに絞って、集中的に取り組むといいでしょう。

アイテム別片づけのしかた

課題2 ものの管理

部屋に散らかっているものは、衣類、本・雑誌、食べ物や食器のいずれかが多いのではないでしょうか。まず1ヵ所に集めます。その次に分けますが、ものの分け方がわからないという人もいるようです。以下にそれぞれの分け方の例を挙げますので、参考にしてください。

服

いちばんの問題は服の量。収納スペースを考えよう。とっておくなら、汚れているかどうかで分ける。服の整理ができるまで新しい服は買わない。

集める →（15分間で1ヵ所にまとめる）→ **分ける** →

- **汚れている**
  - → **洗濯**　自分で洗えるもの
  - → **クリーニング**　2日以内に出す
- **汚れていない**
  - → **今の季節に着る** → ハンガーにかける、しまう
  - → **季節はずれ** → 衣装ケースなどにしまう
- **捨てる**　人にあげたり売ったりすることは考えないのが原則。結局散らかったままになりがち。今は片づけることを優先する
- **保留にする**　とっておく箱を決めて入れておく。1シーズン着なければいらないということなので処分する。また、捨てられないほど高価なブランドものなどは、早めに売る

本、雑誌、CD

思いがつまったものもあり、処分に悩む。そのまま捨てられないなら、売ることを考えてもよい。服と同様、収納スペースに合った量にしよう。

集める → **分ける** →

（途中で雑誌を開いて眺めたりしない。15分間は集中する）

- **とっておく**
  - **楽しみ用** → 本棚、CDラックに戻す
  - **仕事用**
    - → 自分の本棚にしまう
    - → 職場へ持っていく
- **処分する**　本と雑誌は資源ゴミとして捨てるのが原則。CDは居住地域のルールに従って捨てる。いずれも、売るなら数日中に
- **保留にする**　心残りの度合いを30、50、80%の3ランクに分けて箱に入れる。しばらく置いて気がすんだら30%のものから捨てていく

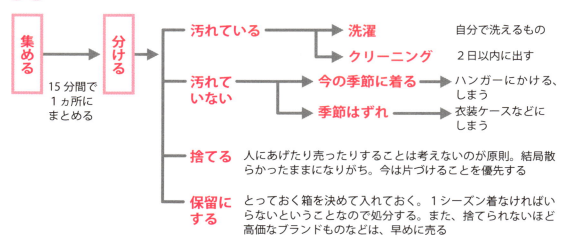

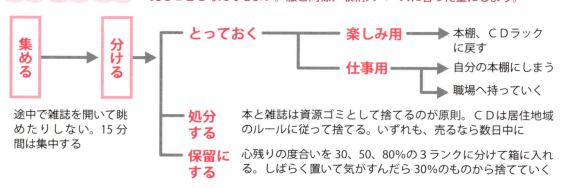

食関連

食べ残したものを放置していたり、汚れた食器をそのままにしておくとゴキブリがよってくることを想像してみよう。すぐに片づけたくなるはず。

集める → **分ける**

散らかっている食べ物、ペットボトル、缶、びん、食器を流しに集める

- **食品**
  - **食べられるもの** → しまう。皿にはラップをかけ、袋は輪ゴムでとめる
  - **食べられないもの** → 捨てる。食べたくないものも捨てる
- **ペットボトル、缶、びん** → ざっと水で洗って地域のルールに従って捨てる
- **食器** → **洗う** → **しまう** → ふいてから、しまう
  - ①汚れの少ないものを洗う
  - ②汚れのひどいものはしばらく水につけ、食器の最後に洗う
- **調理器具** → **洗う** → **しまう** → 洗ったらすぐにふき、定位置にしまう
  - ①なべ、ボウル、まな板、包丁など調理に使ったものを洗う
  - ②汚れのひどいなべは水につけておき、最後に洗う

家族のもの

共有スペースにあるものは各自の責任で片づけさせる。

集める → **分ける**

- **部屋**
  入り口に置いておく
- **カゴ**
  各自のカゴを用意し、そこに入れてもよい

郵便物

すぐにたまってしまう。その日のうちに処分する。

集める → **分ける**

- **処理が必要**
  お金の振り込みなどは早めに処理する
- **趣味のもの**
  休憩のときに目を通す。必要なら定位置にしまう
- **お知らせ**
  宣伝物など。捨てる

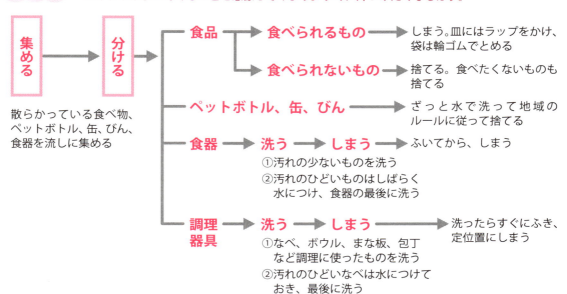

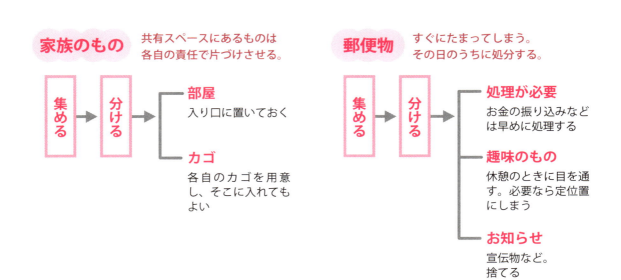

片づけとは、決まった場所にものを置くこと

部屋のすみから数年前のお土産が見つかり、衣類の山はなだれを起こし……。無秩序な空間を整頓するには、ものの定位置を決め、使ったらもとに戻す習慣をつけることです。

課題2 ものの管理

定位置を決める

ものにはすべて定位置を決めましょう。定位置は、自分の行動に合わせて決めます。つまり、それを使う場所に近いところか、いちばん片づけやすいところです。決めた場所を忘れないように、ラベルを貼っておきます。

1 置く場所を決める

使用頻度やものの重さなどで、置く場所を決めていく。あまり細かく分けず、おおざっぱに決めることが、片づけられるコツ。

よく使うものは取り出しやすいところ

一時保管場所。カギ、財布など、しまいこめないものを一時的に置く

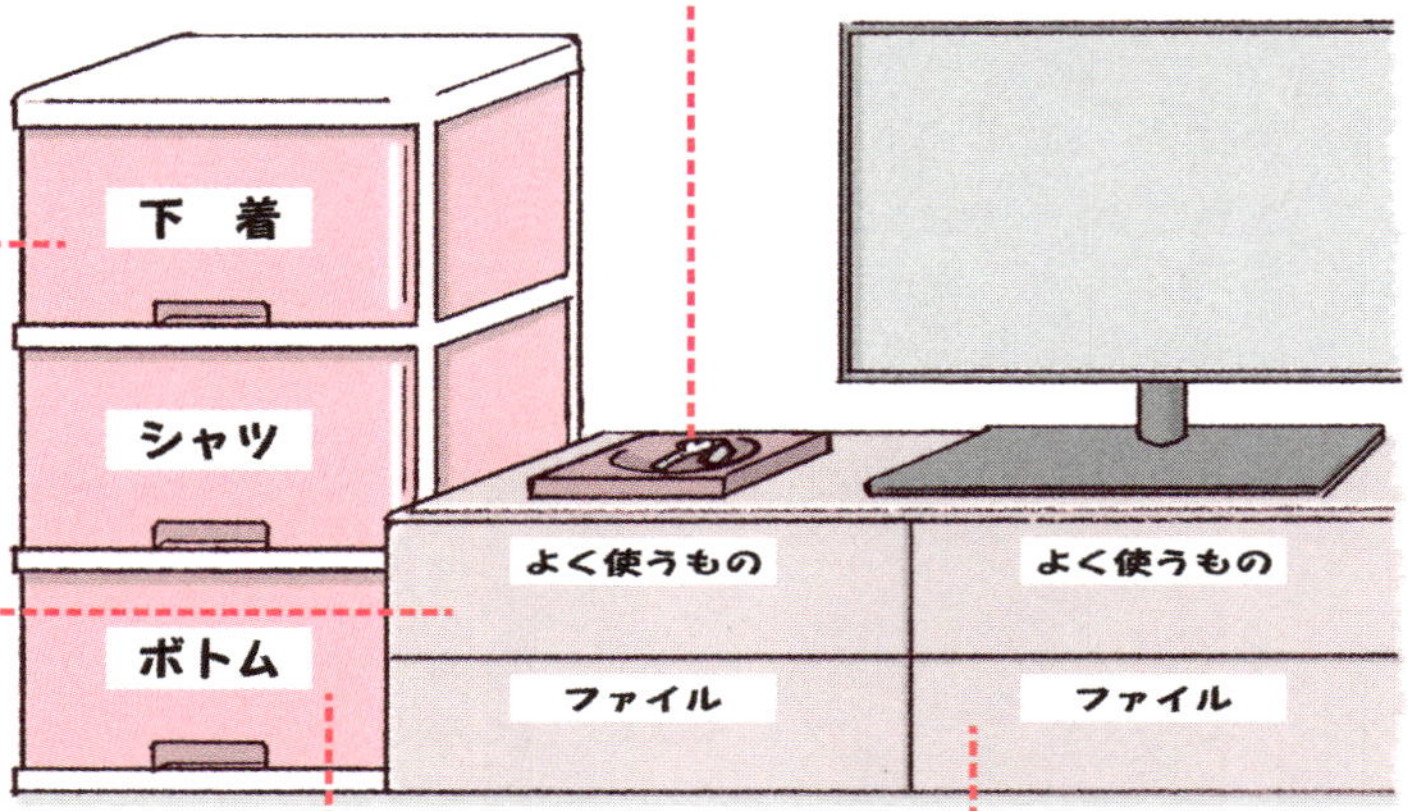

重いものは下に置く

2 ラベルを貼る

大きなラベルをつけておくと記憶の補強になる。ものや使用頻度でラベルの色を変えてもよい。

3 ラベルを小さいものに

定位置がすっかり頭に入り、使ったらもとに戻せるようになったら、ラベルを小さくする。

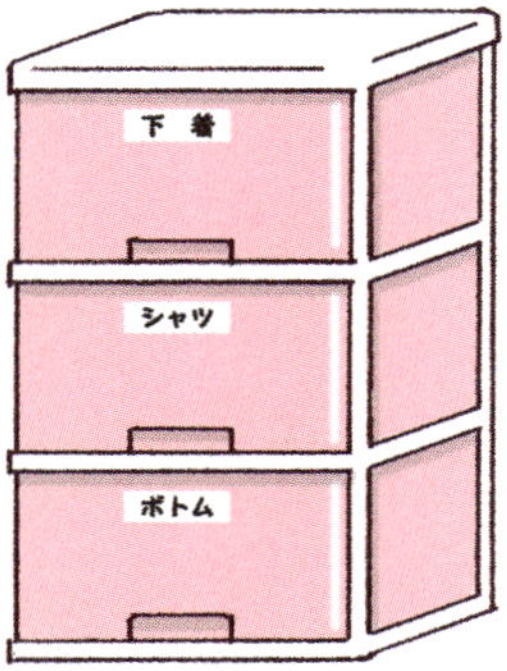

大事なものの定位置は

課題2 ものの管理

保険証など大事なものの定位置は、重要度を考えて決めます。箱などにまとめたうえで定位置を決めます。そこを「聖域」とします。

大事なもの　社会人として大事ということ。思い出があるものといった意味ではない。

保管しておくもの　なくしてもなんとかなるもの。しばらく保管しておくもの。電化製品の保証書や税金の通知書など。

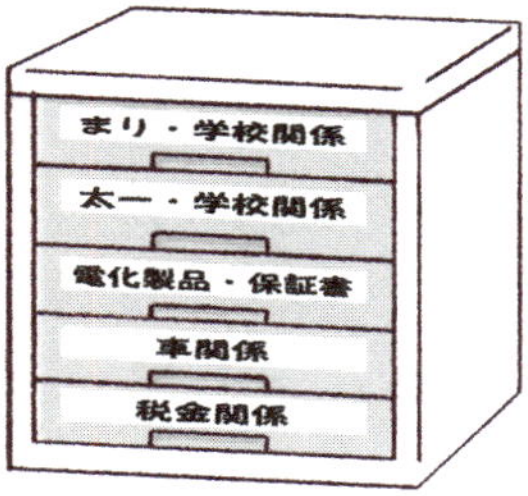

専用の小引き出しを用意。内容別に分けてしまい、ラベルを貼っておく

重要なもの　なくすと困るもの。再発行が不可能だったり、財産を失うこともありうるもの。いざというとき持ち出すもの。

よく使うもの
キャッシュカード、クレジットカード、銀行の通帳、健康保険証など。

あまり使わないもの
パスポート、年金手帳、保険証書（生命、火災）、家の権利書や賃貸借契約書、実印と印鑑登録証など。

この二つの箱を置いた場所は聖域として、周辺に余計なものは置かないようにする。もちろん箱の中にも余計なものは入れない

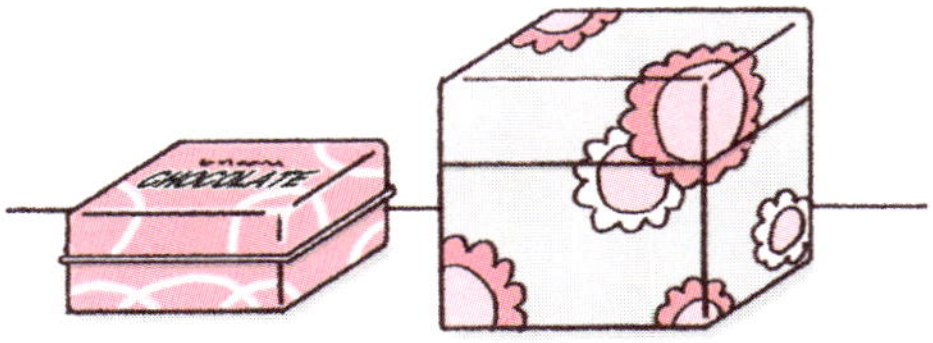

使うことを考えて定位置を決める

片づけとは、ひと言でいうと、「決まった場所にものを置く」ことです。ここには二つのポイントがあります。置く場所が決まっていることと、そこに置くことです。

まず、定位置を決めましょう。

定位置は次に使うことを考えて、取り出しやすいところ、そしてしまいやすいところにします。特に重要なものは、使用頻度で分けて保管します。

もとに戻す

課題2 ものの管理

「あとで戻しておこう」などと、一時保管場所などにポンと置いたらダメ。使ったらすぐに戻します。

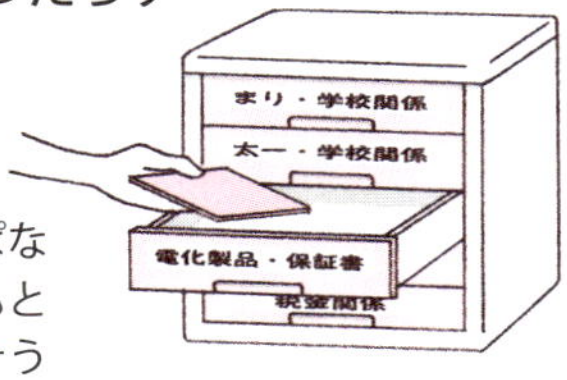

バッグに入れっぱなしなどにせず、もとの引き出しに戻そう

まとめてやらず、ちょこちょこ掃除を

片づけと掃除を同じことと考えていると、どちらも中途半端になります。そもそも、部屋が散らかっていると床が見えません。まずものを定位置に置いてから、掃除を始めます。

片づけができると掃除もできる

散らかった部屋では難しかった掃除も、片づくとできるようになります。掃除をすれば、部屋がきれいになり、心身も健やかに。ものを大切にする意識もわきます。

まずは掃除を「めんどう」に思う気持ちを減らす工夫をしましょう。その一つが、一気にやらず少しずつやる「ちょこちょこ掃除」です。掃除をするぞと気構えるのではなく、目についたところをきれいにするだけ。汚れていなければよしとして、その日はクリア。これを毎日続けます。

少しでもよいので日課に組み込んで習慣化できれば理想的です。

課題5 持続力

目標が高すぎないか

掃除も片づけも完璧をめざすと長続きしません。100点満点の掃除をめざして挫折するより、75点でも掃除をするほうがよいのです。目標をもう一度見直してみましょう。

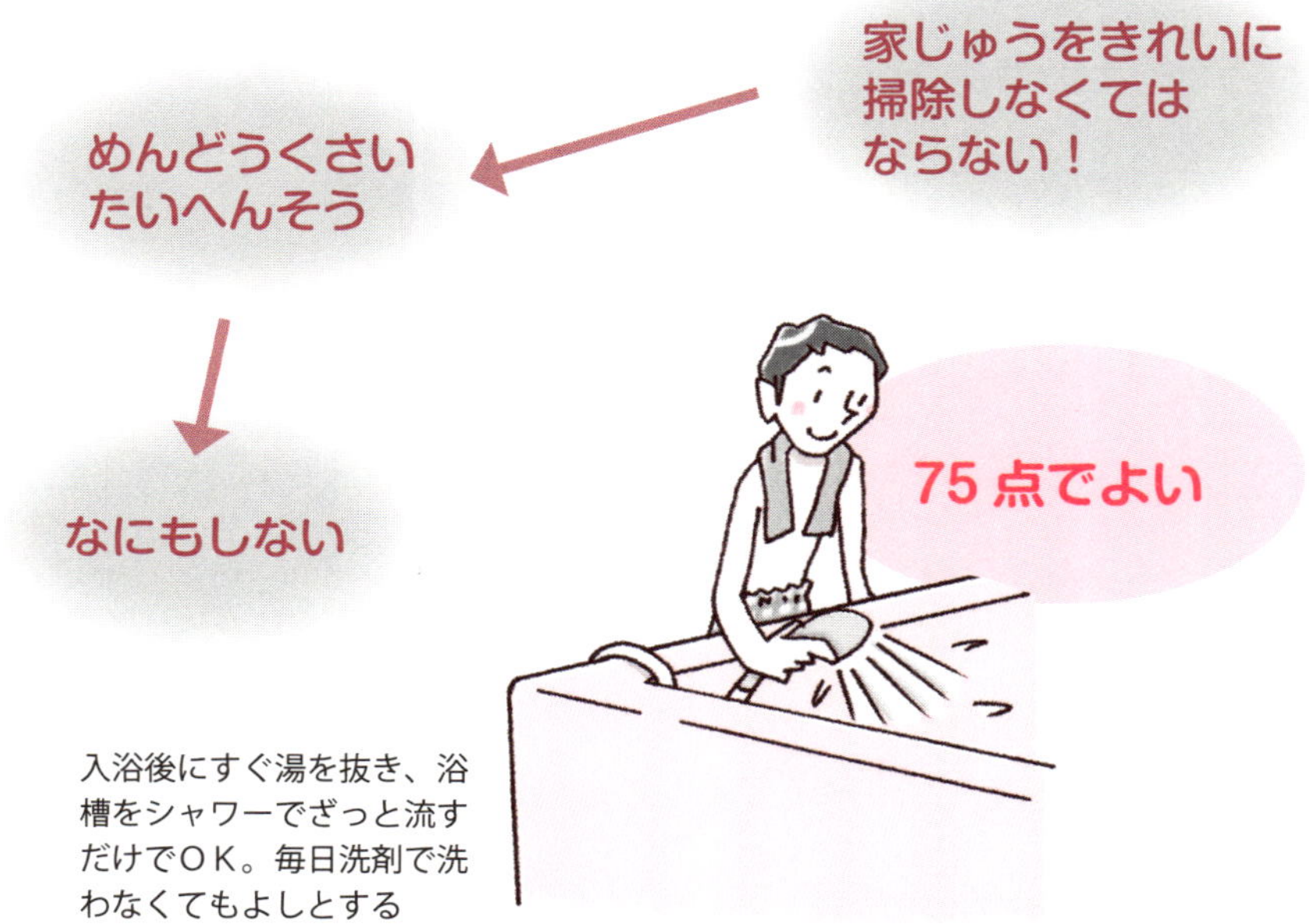
家じゅうをきれいに掃除しなくてはならない！
めんどうくさい たいへんそう
なにもしない
75点でよい

入浴後にすぐ湯を抜き、浴槽をシャワーでざっと流すだけでOK。毎日洗剤で洗わなくてもよしとする

ちょこちょこ掃除を

きれいな掃除の方法を覚えるより、いかに手を抜くかを工夫しましょう。

課題3 プランニング

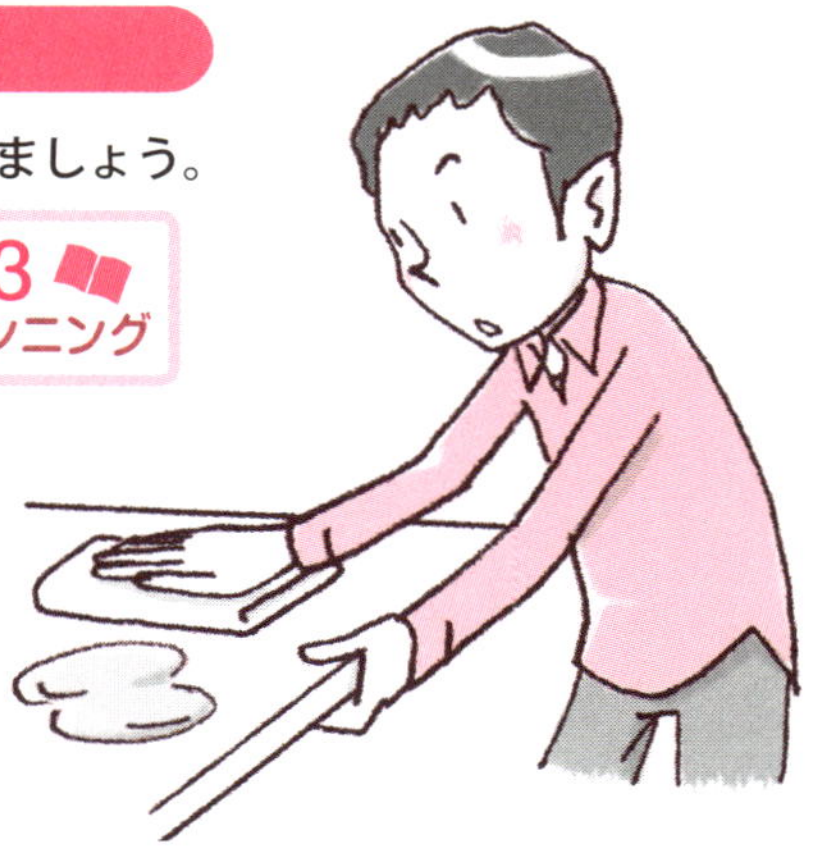

使ったらすぐに掃除。食事がすんだらテーブルをふく

一日5分の掃除タイムを

わずか5分だけでよいので、日課に組み込む。一日1ヵ所。たとえば、洗面所の床をふくだけでもよい。次の日は洗面台を洗う。また次の日は洗面台の前の鏡をふく。これで洗面所の掃除が完了。

道具を取り出しやすく

すぐに掃除できるように、道具を取り出しやすくしておく。掃除用シートやハンディモップ、コードレス掃除機は便利。

ゴミ箱は部屋ごとに

捨てようと思ったらすぐに捨てられる環境をつくっておく。部屋ごとに一つ、自分の行動する場所の近くに置いておくとよい。

トイレだけでも

トイレはひんぱんに掃除をしたい。使ったらすぐにふく。使い捨てのシートや汚れ防止剤などのグッズを利用して少しでも気軽に掃除できるようにする。

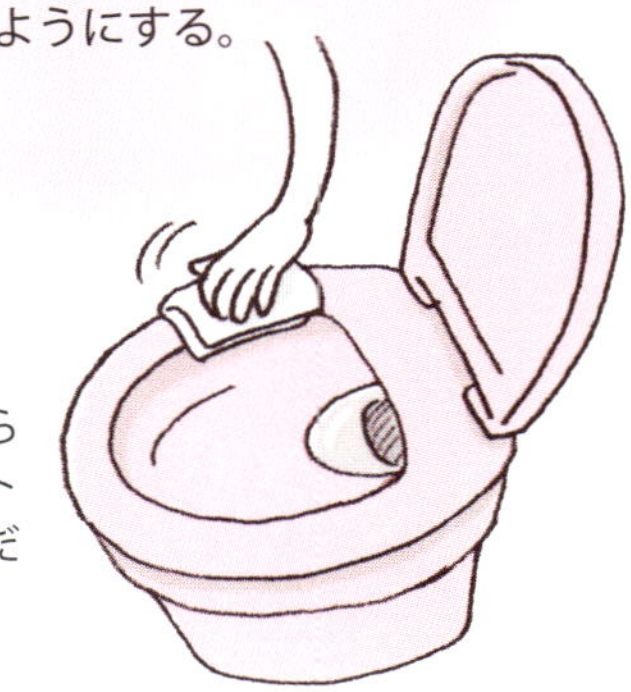

ふだんは水でぬらしたトイレットペーパーでふくだけでもよい

アドバイス

写真をとってみよう

散らかって掃除もしていない状態で写真をとります。そして片づけ&掃除をしたら、また写真をとります。二枚を見比べてみてください。絶対に大違いのはずです。

写真にすると部屋の惨状を客観的に見られるものです。また、「私にもできるんだ」というモチベーションになり、やる気スイッチが入ります。

洗うのもしまうのも「手抜き」がカギ

洗濯は好きだというＡＤＨＤの人は多いようです。ただ、困るのは洗濯前の仕分けや、干したあとの片づけやアイロンがけ。なるべく手をかけずにすむやり方を工夫しましょう。

買う段階から洗濯の「手抜き」を考える

洗濯のなにが問題になるかというと、洗濯ものの仕分けと、とりこんだあとの片づけです。こうした作業を「いつかやろう」と先送りにしていると、洗濯物は汚れたまま放置、とりこんだものは部屋に山積みということになってしまいます。

衣類を買うときから段取りをしておきましょう。買うのは、アイロンがいらないもの、洗濯機で洗えるものにします。

もっとも苦手な「たたんでしまう」については、ハンガーを使うなど、いかにたたまずにすませるかを考えます。

洗うための「手抜き」

課題2 ものの管理

課題3 プランニング

洗濯のうちで手がかかる作業は、手洗い、仕分け、アイロンがけでしょう。いずれも、手を抜く方法はあります。100点満点をめざさず、衣類の管理も75点でいい。なるべく作業を楽にしておくことが洗濯物をためないコツです。

手洗いはなるべくしたくない → **洗濯機で洗えるものを買う**

買うときに、衣類についているラベルをチェック。洗濯機で洗えるマークがついていればＯＫ。デリケートな衣類も洗濯ネットと専用の洗剤を使えば、ほとんどは洗濯機で洗える。

仕分けがめんどう → **洗濯機とカゴの両方に入れる**

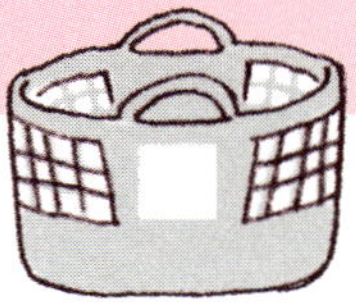

多くの家庭では洗濯カゴを用意しているが、洗濯物を出すときに、すべてカゴに入れない。仕分けのルールを二つにして、一つは洗濯機に入れてしまう。あと一つはカゴに。洗濯機に入れたものはすぐに洗える。

しまうための「手抜き」

課題2 ものの管理

課題3 プランニング

とりこんだ洗濯物を簡単に片づけるには、干す段階からが肝心。ハンガーを利用するとよいでしょう。また、しわがあっても平気な下着などはたたまなくてもよいことに。くつ下は同じ柄にしておくと、そろえる手間が省けます。

アイロンをかけるのがめんどう → **アイロン不要のものを買う**

いまはYシャツでも形状記憶の商品は多いので、アイロンが必要なものは極力買わない。めんどうならアイロン（プレス）だけクリーニング店に出してもよい。

たたんでしまうのがめんどう → **ハンガーごと干す** → **そのまましまう**

（ハンガーごと干す）Yシャツ、Tシャツなど、なんでもハンガーにかける。

（そのまましまう）ハンガーごととりこんで、そのままクローゼットに直行。

たたんでしまうのがめんどう → **たたまずしまう**

下着などは多少のしわがあってもかまわないと割り切って、どんどんしまう。引き出しを分けておくと、取り出すときに便利。

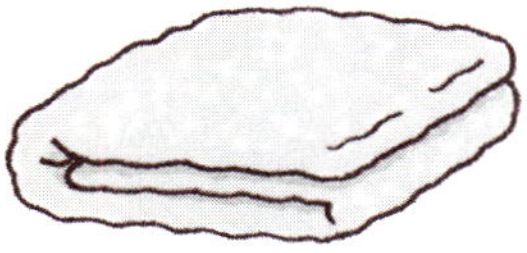

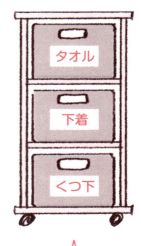

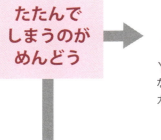

大きなラベルを貼っておく

タオルはたたんでしまっておくと使うときに気持ちがよいなど、自分ルールで

大きなラベルは記憶の補強になる

二週間ぶんの大まかな献立を決めておく

料理は好きなのに、毎日のこととなるとなぜかうまくいかないというＡＤＨＤの人は多いようです。記憶することに弱点があって、献立や手順が出てこないからかもしれません。

できない理由を考える

食事の支度ができない理由は人によって違います。自分はなぜうまくいかないのかを考えてみましょう。

献立が決められない

課題3 プランニング

→ **2週間ぶんのパターンをつくる**

献立を考えているうちに料理をする気がなくなる人は、おおまかに2週間の献立をつくっておくことをおすすめします。予定が立っているだけで、やる気スイッチが入りやすくなります。

月	火	水	木	金	土	日
鍋料理 野菜の副菜	カレー サラダ	めん類 つけもの	煮魚 野菜の副菜	野菜いため	フライ 煮物	お好み焼き
からあげ 野菜の副菜	焼き魚 煮物	ハンバーグ サラダ	炊き込み御飯 豆腐の料理	ラーメン	ギョウザ 中華サラダ	てんぷら

ざっくり決める

細かい献立名まで決めなくてよい。献立を考えるヒントにすることが目的。

手抜き料理も

残業がありそうな日のために、簡単にできる献立も考えておく。ほかの日と交換してもいい。

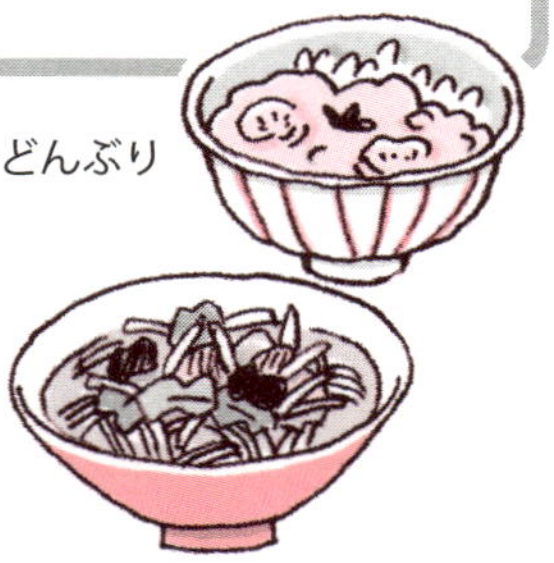

親子どんぶり

野菜ラーメン

いつもなにか材料が足りない

課題 2 ものの管理

買い物の日を決める

買い物をする日を週に１～２回に決める。その日までに気づいたものをメモしておき、買い物に出る日には冷蔵庫のなかなどをメモを見ながら確認する。P76のように献立が決まっていたら、足りないものがすぐにわかる。

つくる前に全部出してみる

料理をしはじめてから「ない！」とならないように、料理を始める前に調理台に材料をすべて並べてみる。つくる順番をイメージしながら、足りないものがないか確認する。

セットものを買う

あらかじめ材料がセットされたものが市販されている。また、レシピといっしょに食材を宅配してくれるサービスを利用してもよい。

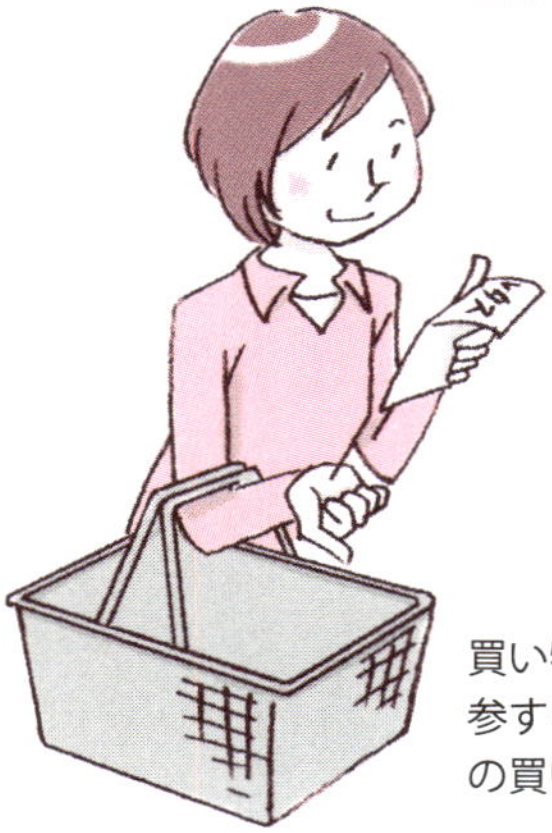

買い物にはメモを持参する。不要なものの買い過ぎも防げる

時間が足りなくなる

課題 1 時間の管理

朝のうちに少しつくる

帰宅してから時間がない人は、夕食の下ごしらえだけでも朝のうちにしておく。材料を切ってビニール袋に入れておくなど、朝食づくりのついでにするとよい。

中食《なかしょく》にする

手抜き料理のレパートリーを増やす。お総菜を買ってきて自宅で食事する（中食）。そのぶん休日には手のこんだ料理をしてもよい。

料理のどこがもっともたいへんか

誕生パーティーなどの準備は楽しくできるのに、毎日の食事の支度が苦手だという人がいます。

まず、献立が考えられません。なににするか考えるだけでやる気がなくなります。料理を始めても、足りないものが出てきてうまく進められません。時間が足りず料理をするだけで疲れてしまいます。

自分がいちばん困ることはなにかを考え、それに合った対策を立てましょう。

欲しいものではなく「必要」なものを買う

値段の安さや欲しいという気持ちだけで買い物をしていませんか。買い物は必要かどうかで計画を立てます。買い物に計画性をもつと、ものが増えすぎず、片づけも楽になります。

それは衝動買いでは？

課題5 ♥
持続力

買い物には計画を立てておきます。計画外の買い物は、買う前に本当に必要なものかどうかを考えましょう。

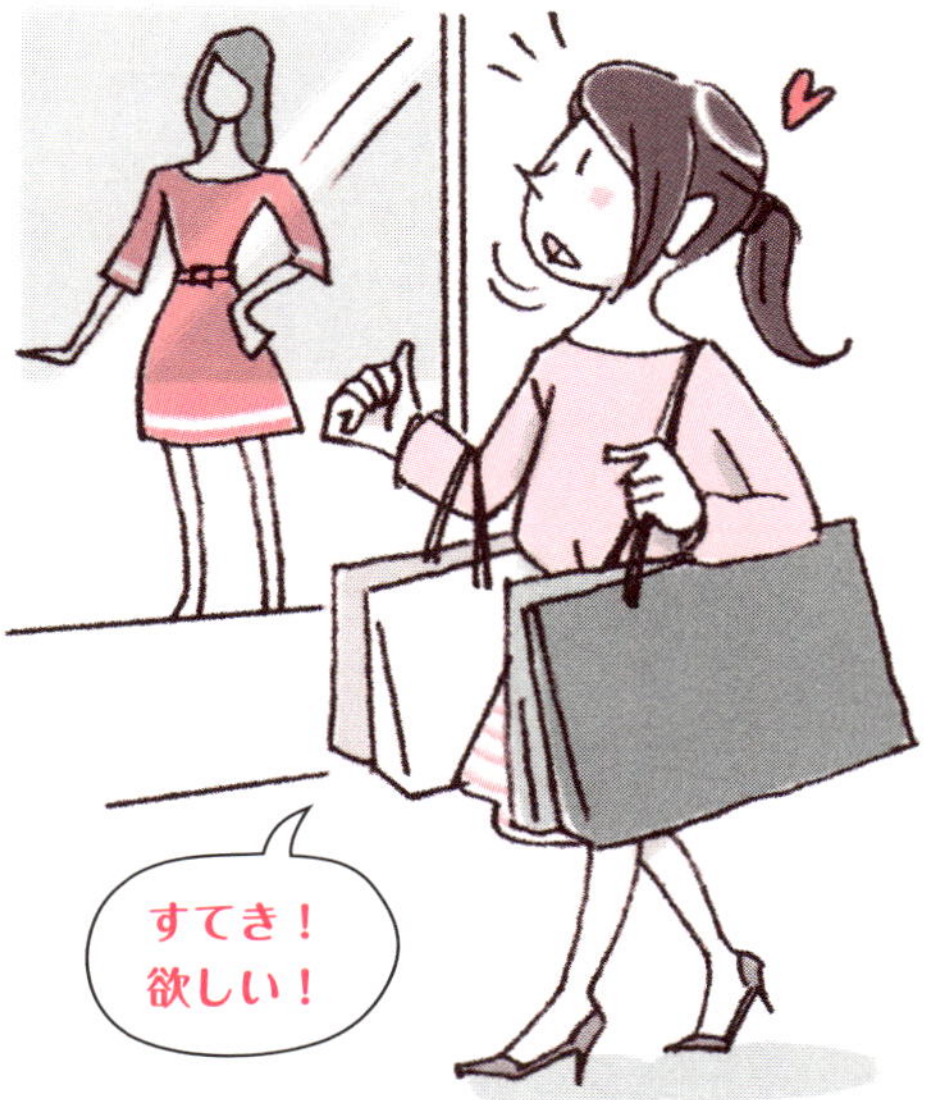
すてき！
欲しい！

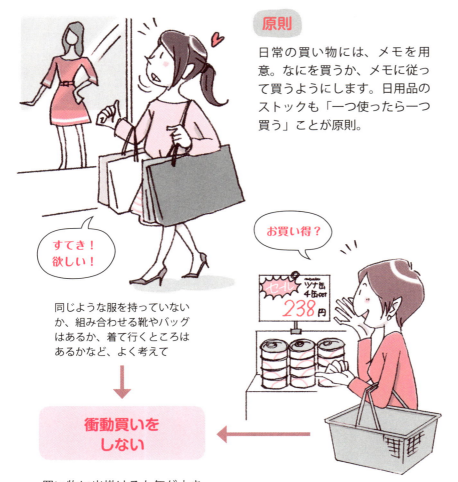

原則

日常の買い物には、メモを用意。なにを買うか、メモに従って買うようにします。日用品のストックも「一つ使ったら一つ買う」ことが原則。

同じような服を持っていないか、組み合わせる靴やバッグはあるか、着て行くところはあるかなど、よく考えて

↓

衝動買いをしない

←

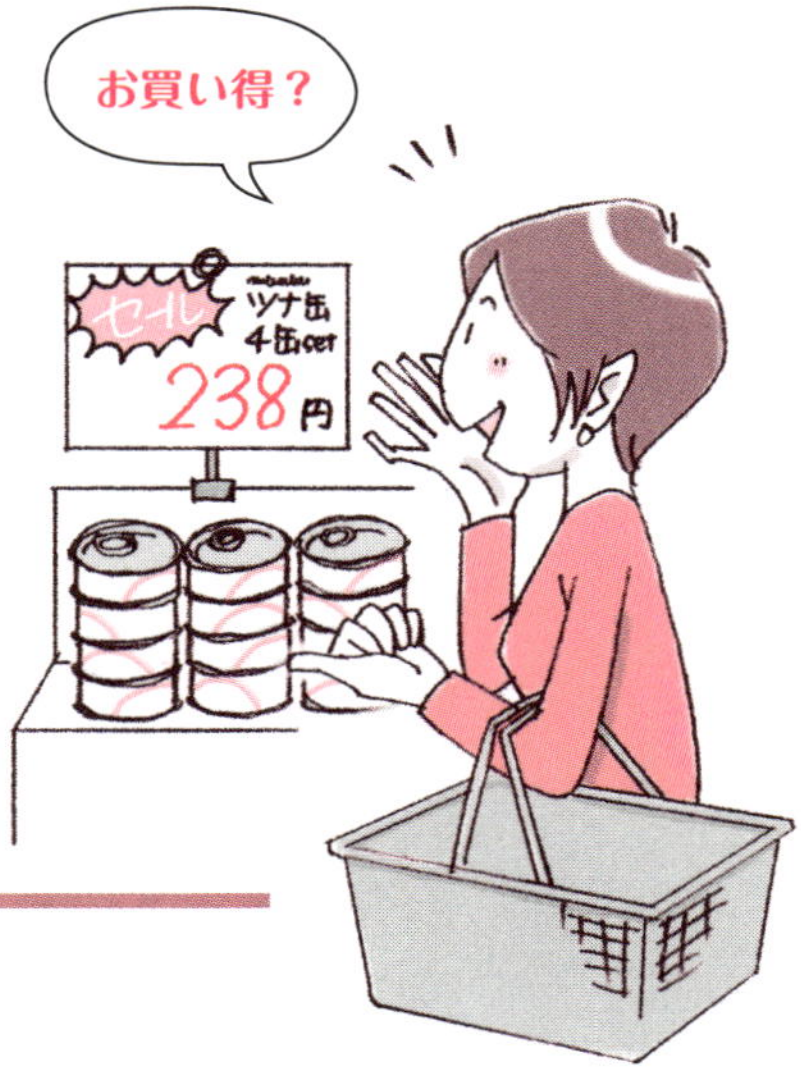
お買い得？
セール
ツナ缶
4缶set
238円

安いと思ったらそのままカゴに入れるのは、節約でもお買い得でもない

買い物に出掛けると気が大きくなりがちなＡＤＨＤの人。すぐに買わないで、考える時間をもつ。

心がけたいこと

よけいな買い物を防ぐために、
意識しておきたいことがあります。

課題4 記憶の補強

課題5 持続力

服

TPOを考えて

すてき、かわいいで服を選びがち。でも、「好きな服」が「着られる服」とはかぎらない。いつ、どこに着ていけるかを考える。欲しいと思っても1週間がまんする。

食品

冷蔵庫内に定位置を

献立に必要なもの以外を買わないのが基本。冷蔵庫内で定位置を決めておけば、なにがないかすぐにわかる。

食器

シンプルで重ねやすいもの

日々使う食器は限られる。割れてから買い足してもよい。片づけることを考えて選ぶ。

家具

ひと目見ただけで買わない

寸法を測り、おさまるかどうか、ほかの家具との調和はどうかを確認してからに。

一つ捨ててから一つ買うように

ADHDの人は衝動買いをする傾向があります。家にあるものを把握できていないので、目についたものを、よく考えずに買ってしまうのです。なかには、片づけをしてはじめて衝動買いをしていたことに気づく人もいます。

衝動買いは、不経済であるだけではなく、片づかない原因にもつながります。「一つ捨ててから一つ買う」ことを心がけましょう。また、「欲しい→買う」の間に考える時間を置きましょう。

アドバイス

クレジットカードは要注意

カードはお金をつかった感覚が薄いので危険です。カードはあまり持ち歩かず、手持ちの現金も少なめにしましょう。

また、複数のクレジットカードを持ったり、インターネットショッピングのサイトにカード番号を登録することは避けましょう。すぐに買い物ができる環境をつくらないことです。

毎日同じことのくり返しこそが大切

子育てに段取り力は必要なのかと不思議に思うかもしれません。しかし、子育てにも段取りの要素はあります。子どもにとっては、毎日同じ日々が続くことが大切だからです。

ＡＤＨＤの人にありがちなこと

待つことや、感情のコントロールが苦手といったＡＤＨＤの人は、子育てで失敗しやすいことがあります。こんなことには気をつけましょう。

朝は「早く起きなさい」「早く食べなさい」「早く行きなさい」と「早く」の連発になっていないか

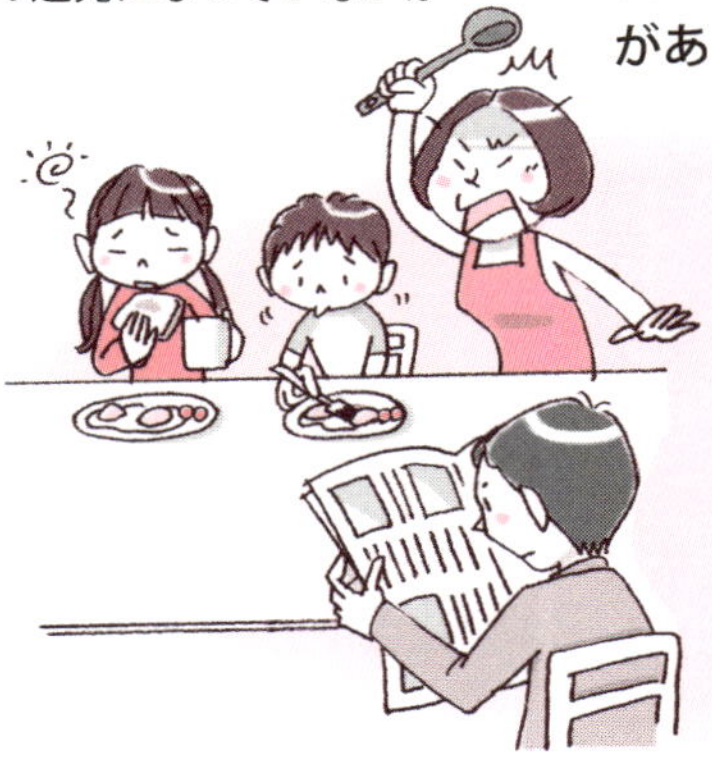

焦って子どもを急《せ》かしたり、あたりちらす

自分のペースに合わないからといって子どもを急かす。できないと「早くしなさい」とあたりちらす。

子どものペースも考えよう

態度に一貫性がない

子どもが同じことをしていても、ある日は叱り、ある日はおおいに楽しんで笑っている。子どもにしてみれば、どちらが本当なのかわからない。

子どもにも、厳しい目標を定めない

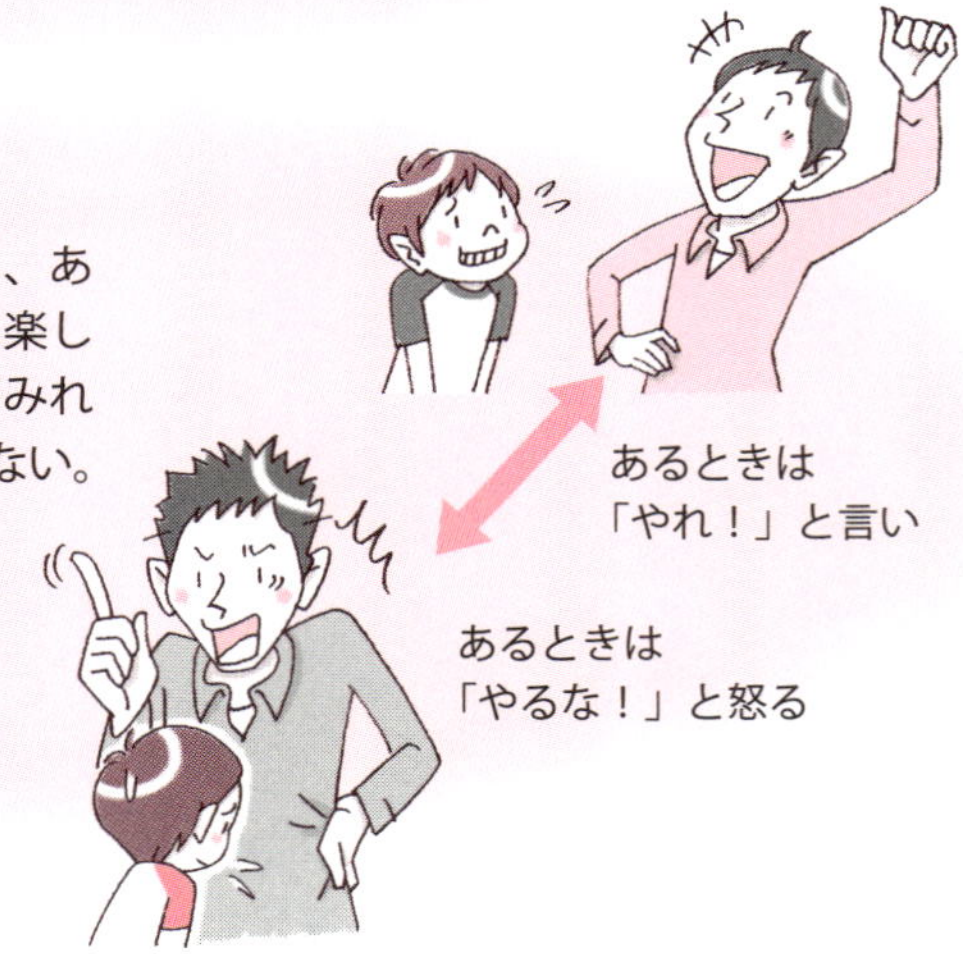
あるときは
「やれ！」と言い
あるときは
「やるな！」と怒る

ほめられない

自分があまりほめられてこなかったので、子どものほめ方がわからない。

子どものいいところを見つけよう

ムキになる

子どもが冗談で言うことを真に受け、ムキになる。過剰に反応しがち。

少々のことは受け流そう

自分も子どもも いっしょに成長する

ADHDの人にありがちな子育ての問題は、食事や身の回りの世話を毎日くり返しおこなうことが苦手ということ。自分が苦手なので、子どもにもどう指導したらいいかわかりません。また、感情のコントロールができない傾向があり、爆発したあとで自己嫌悪に陥ることもあります。

子育てはまさに自分育て。子どもも自分もいい面に注目し、ほめて育てることが大切です。

まず時間の枠組みをつくり、子どもと過ごす時間をとります。本書で述べてきたように家事も今より少し手抜きをしながら、子育てを楽しむように心がけましょう。

子どもと楽しく過ごす

家事や仕事をこなせていても、子どもとの時間が充実していないと、家庭はがたついてしまいます。子どもと楽しく過ごす時間をとりましょう。

家事などの時間の枠組みをつくるなかに、子どもと過ごす時間をとる

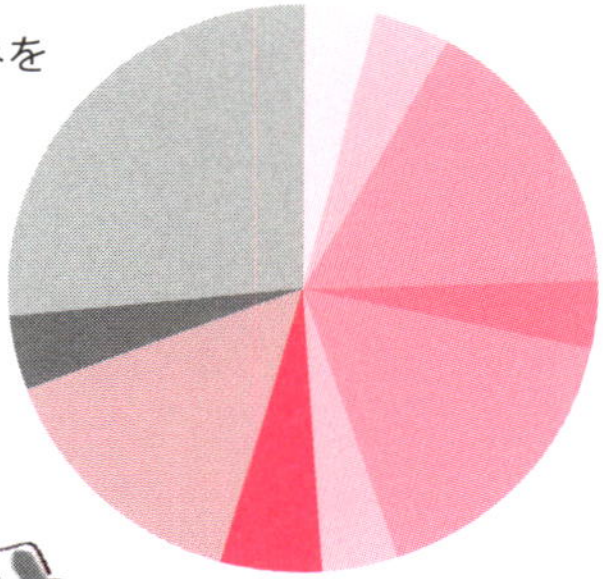

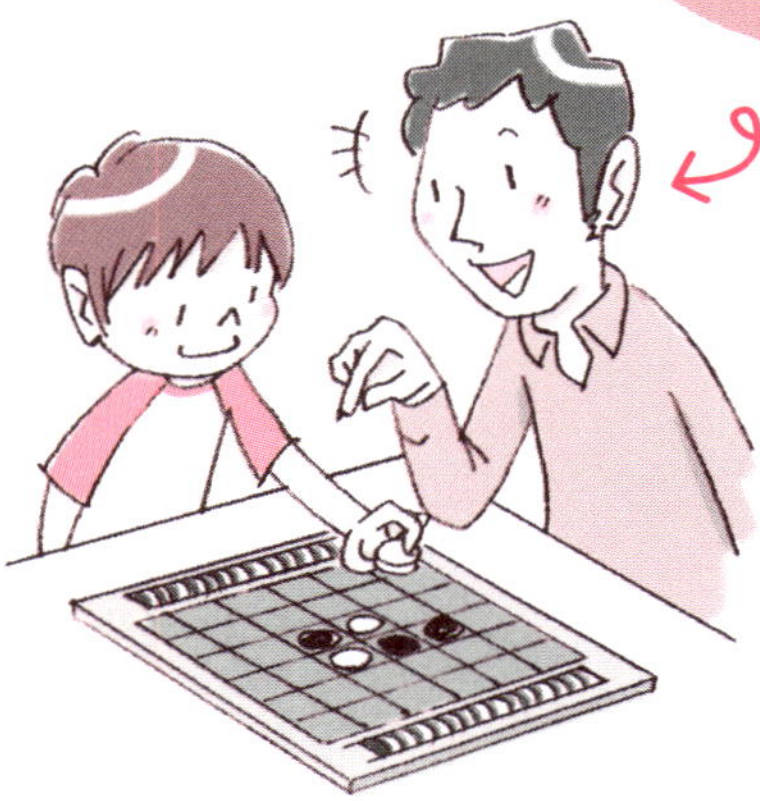

子どもとの遊びにまぜてもらうイメージで。くれぐれもムキにならないで。「すごいな」などとポジティブな声かけをする

アドバイス

子どもにもADHDがあったら

つい子どもの欠点に目がいっている自分に気づいてください。なにより大切なのは、子どものいい面に目を向けることです。

自分が大変なのに子どものことまでとなると、まいってしまうかもしれません。でも、自分がしてもらいたいことを子どもにもする。これは、ADHDのつらさがわかっているあなたにしかできません。

子どもにも段取り力を教えましょう。生活スケジュールをつくり、守らせます。ポイント制にしてごほうびを用意するのは有効です。

めんを3分ゆでさせるなど、待つ練習を。ごほうびはおいしいラーメン

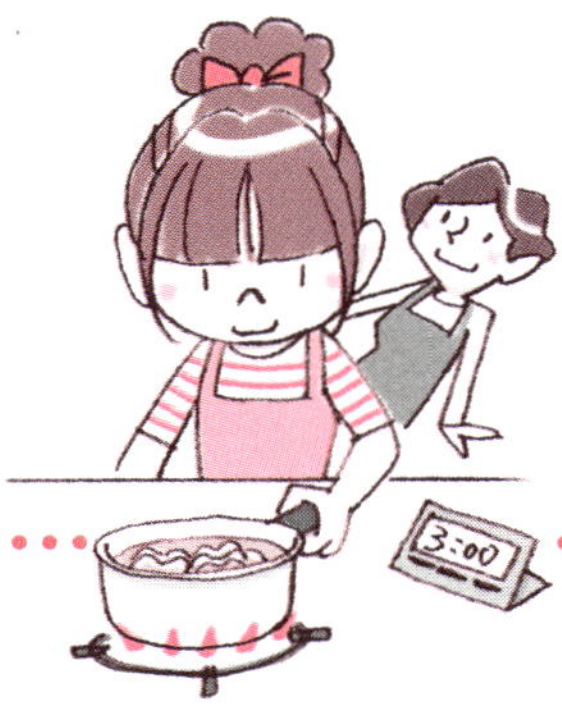

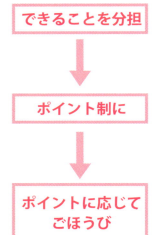

家庭内システムをつくっておくとうまくいく

家事は同じことのくり返しで、ＡＤＨＤの人にはかなりのストレス。まずそのことを理解し、がんばっていると認めてあげてください。ほめる言葉がなによりの励みになります。

苦手をサポートするシステムを

ストレスが爆発して家族がギスギスした雰囲気にならないよう、サポートできることはないか家族で考えましょう。本人も助けてほしいことを伝えてください。

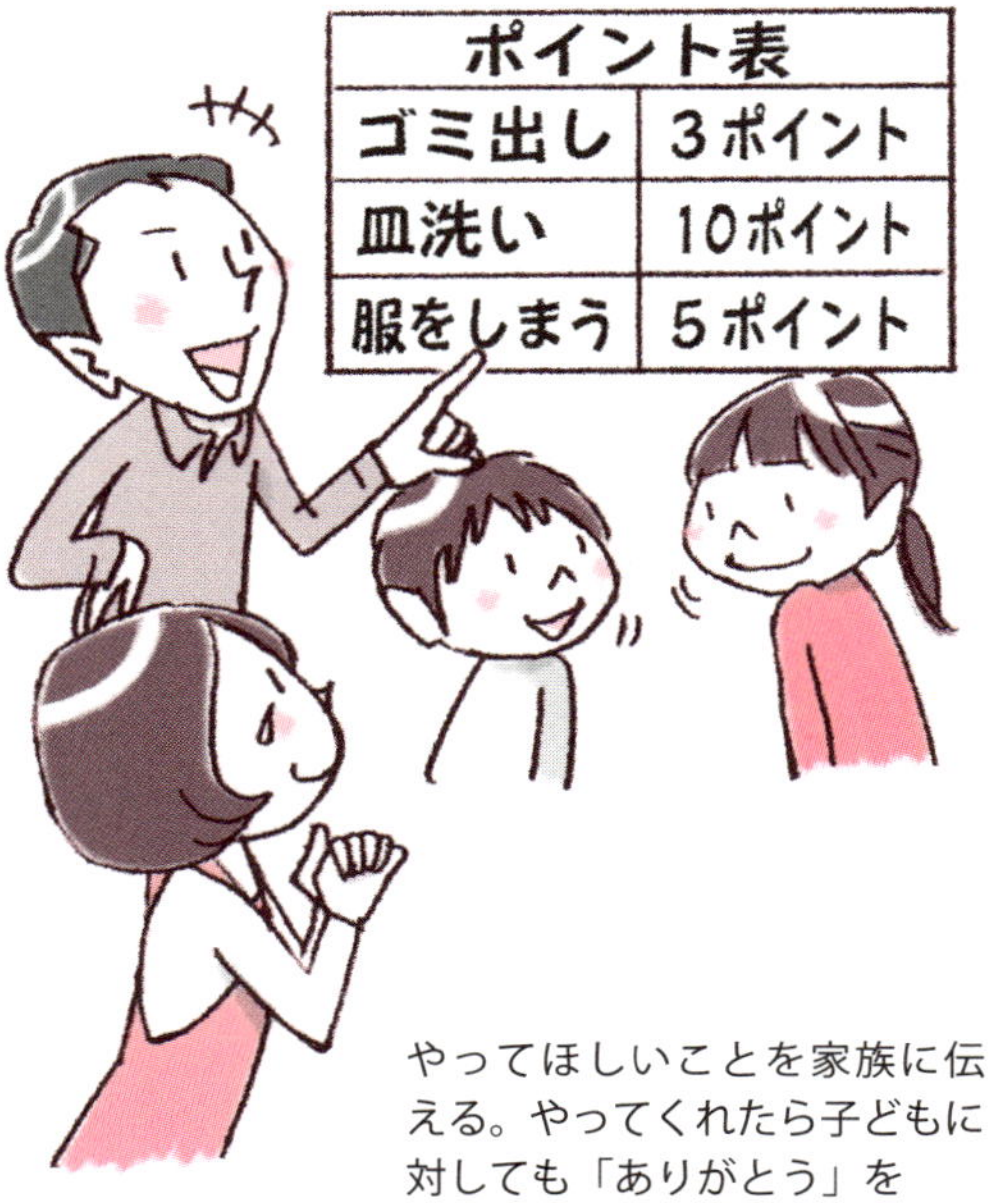
ポイント表
ゴミ出し　3ポイント
皿洗い　10ポイント
服をしまう　5ポイント

家事をやったらポイントがたまるシステムに。家族で楽しみながら家事を分担できる

できることを分担

↓

ポイント制に

↓

ポイントに応じてごほうび

やってほしいことを家族に伝える。やってくれたら子どもに対しても「ありがとう」を

割り切って考えることも必要

家族は、これがＡＤＨＤの特性だとわかっていても、ミスや失敗を責めがちです。

しかし、本人を責めても解決しません。「よい家庭人」「よい主婦」など、型どおりの役割を期待してもうまくいきません。むしろ、「こういう人だから」とおおらかに受け入れる寛容さがほしいところです。個人としての魅力に注目するほうがいいのです。

配偶者も積極的に家事をしましょう。土・日の夕食は夫がつくるとか掃除を請け負うなど、家事をサポートするのが大切です。子育てにも夫婦の協力が必要です。

コミュニケーションを円滑にしておく

親しくなるほど、相手への言葉がぞんざいになる人も少なくありません。それがトラブルのもと。素直に話せないのだと理解し、コミュニケーションの取り方にひと工夫をしておきましょう。

伝えたいことは文章にする

書くことで、衝動性が抑えられる。メールやアプリ、手紙のやりとりを増やす。

感謝を伝える

照れ臭くても、恥ずかしくても、言わないと伝わらない。素直な気持ちがお互いの心を開く。

第三者をまじえて話す

話しても堂々めぐりで解決に至らない。そんなときは第三者をまじえる。相手への理解と妥協が大切。

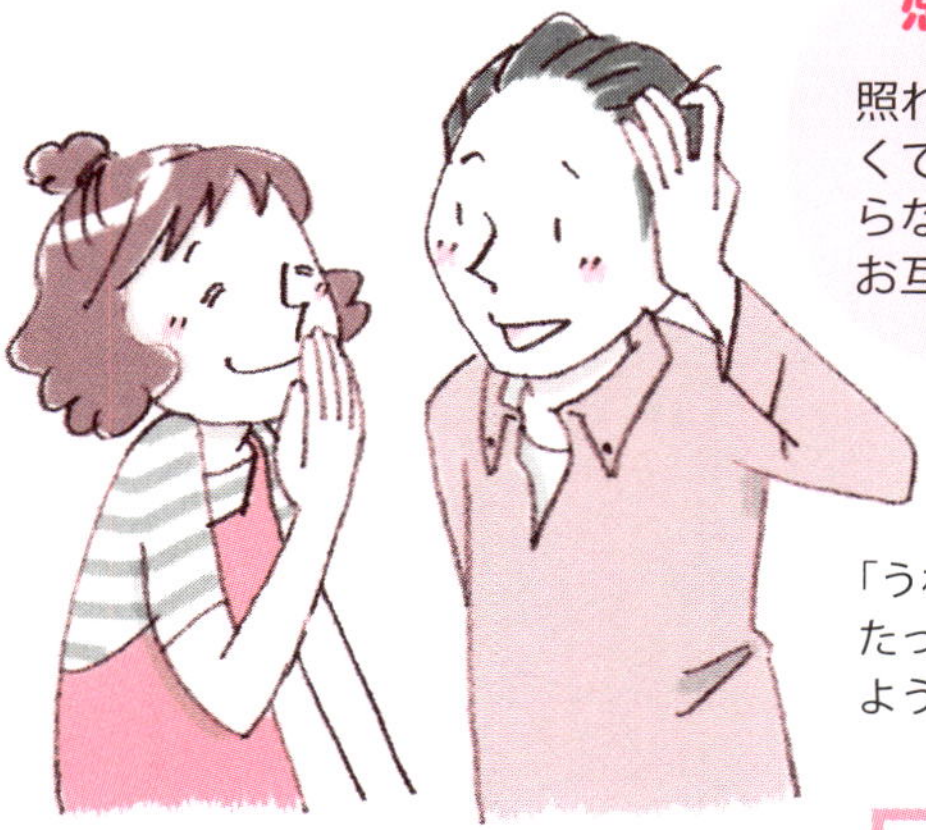

「うれしい」「ごめん」。たったひと言が魔法のように効くことがある

相手への配慮

夫がADHD

ほめておだてて伸ばしていく。自己中心的に見えるが、コツをつかめば扱いやすい。

- おだてて力を引き出す
- 予定をメールなどで知らせておく

妻がADHD

共働きのほうがうまくいく人が多い。疲れやすいので、家事や子育てを分担する。

- 家事のサポート
- リラックスタイムをつくる

ふたりともADHD

タイプが違うとトラブルになりがち。まずはお互いの苦手なことを理解する。

- 相手の苦手なことを知る
- 歩み寄る気持ちをもつ

Column

友人との待ち合わせに失敗しないために

記憶することが弱点なので、待ち合わせなど小さな約束を守れないことがあります。

友人との待ち合わせに遅刻するのもその一つ。友人は最初のうち、2〜3回は笑ってすませてくれるかもしれません。「だいじょうぶよ」と言ってくれることもあります。

しかし、これは社交辞令なのです。「あ、だいじょうぶなんだ」などと言葉をそのまま受け取るのは要注意です。いくら優しい友人でも、そのうちうんざりしてきて疎遠になるでしょう。約束はきちんと守りましょう。

約束を忘れないように

手帳、カレンダーに書く

待ち合わせの日時を間違えないように。

あらかじめ友人に頼んでおく

確認のために事前に約束を知らせてもらう。

時間に遅れないように

前日にルートを検索する

到着時間から逆算する。15分間の余裕を見積もる。

どこかに寄ってから行く

行っても行かなくてもよい程度の予定を入れ、到着時間を調整する。

もしも失敗したら

きちんと謝る

笑ってすませたりせず、きちんと謝る。

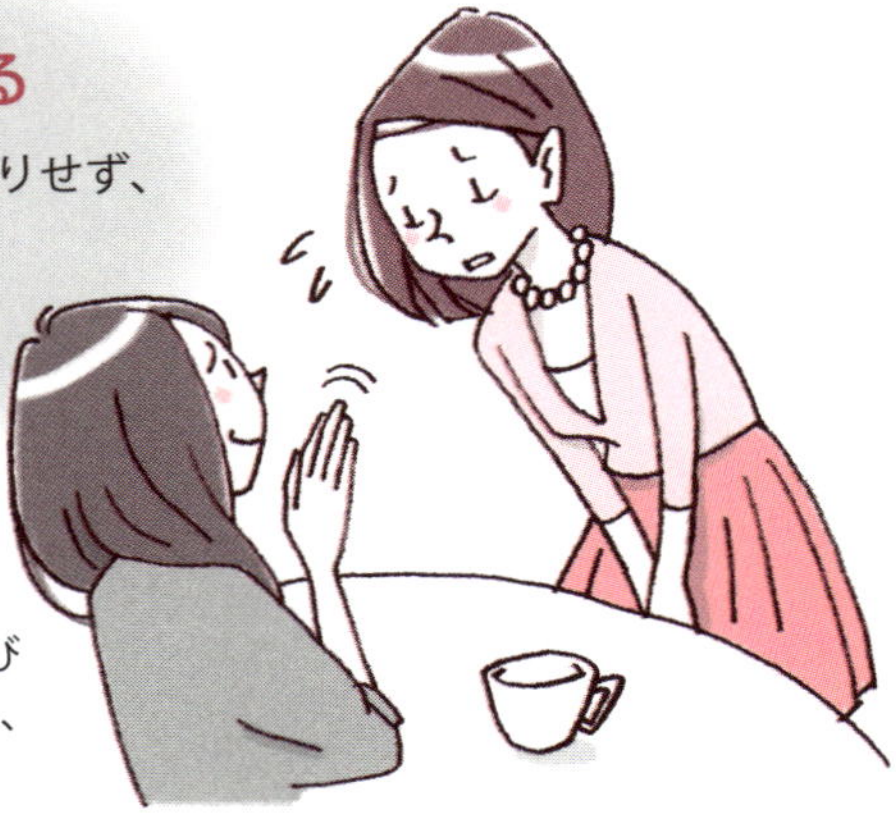

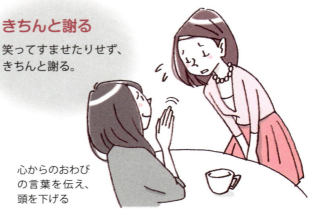

心からのおわびの言葉を伝え、頭を下げる

4 自分を励ましながら確かな段取り力を身につける

思うようにいかない毎日のなかで、
あなたは本当によくがんばっています。
つらい日もあるでしょう。
「五つの課題も、わかっているけれど」と
落ち込んでいるかもしれません。
そのしおれた心にエネルギーを補給し、
明日からまた、歩きはじめましょう。

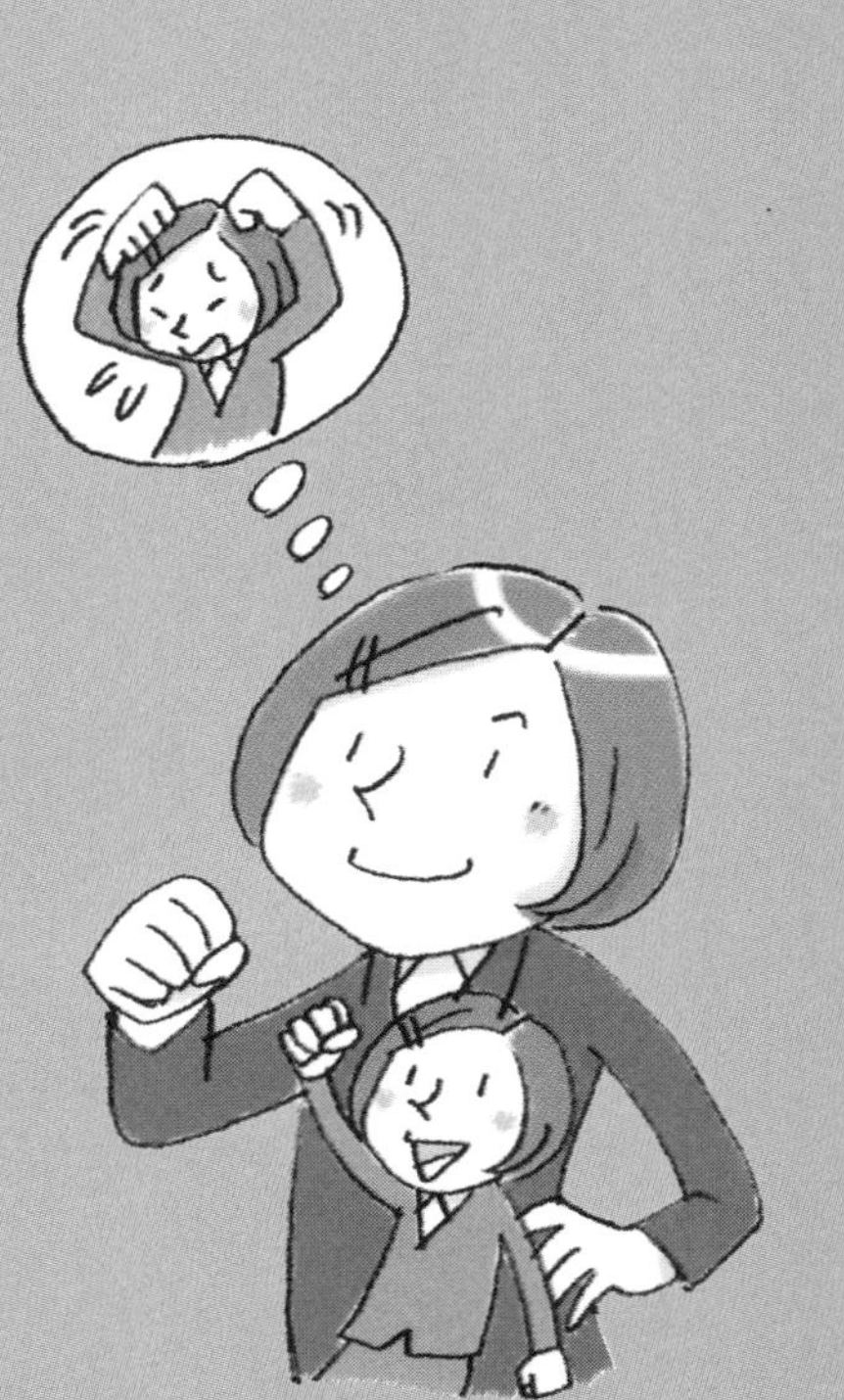

4章では、それぞれのシーンで
心のエネルギーを補給するために
意識したい課題はすべて
課題5❤ 持続力 です。

過去の失敗より成功したことを思い出そう

ＡＤＨＤの人は、失敗したときにくよくよしやすい傾向があります。「どうせできない」と落ち込まないでください。気分を切り替え、マイナス思考から脱しましょう。

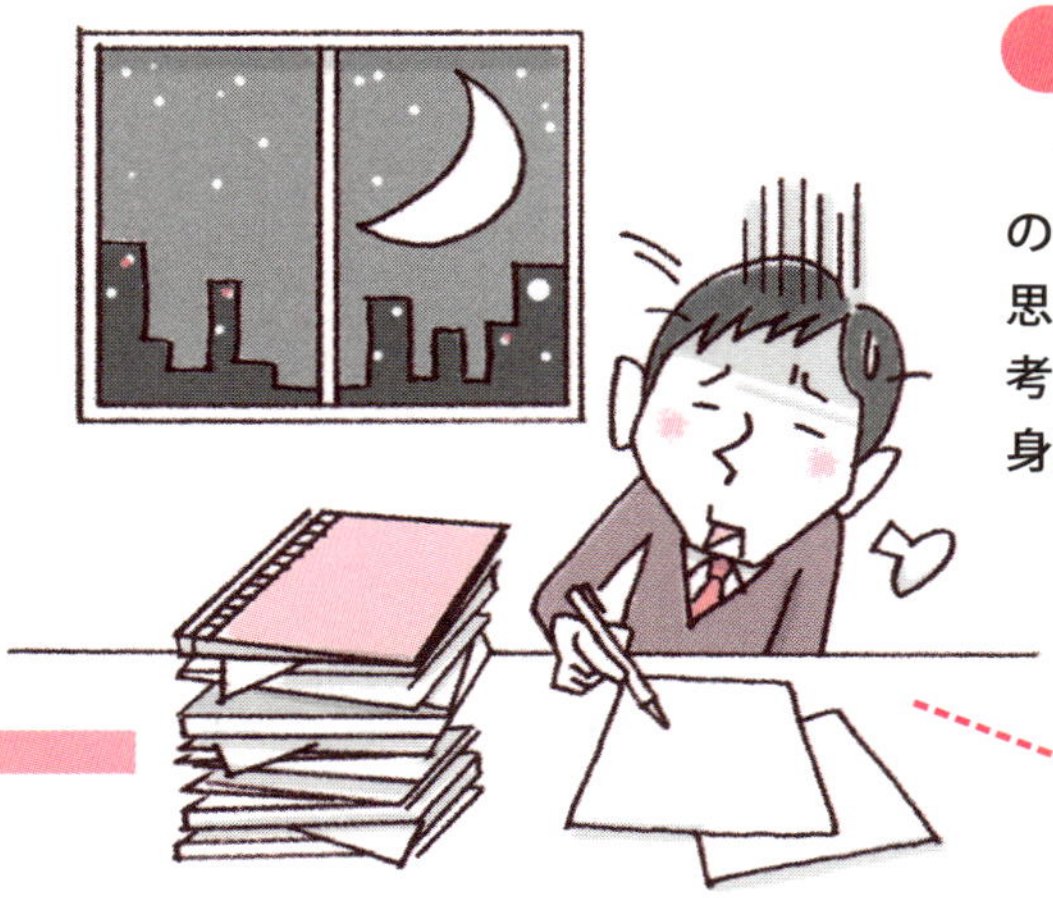

仕事が終わらず、今日も残業。疲労がたまる一方……

やっぱりダメだ

これまで段取り力をつけようとがんばってきたのに、失敗が続くと、むだな努力だったのかと落ち込む。

ここに気づこう

マイナス思考になっています

ＡＤＨＤの人はマイナス思考になりがち。これは一つの考えに縛られているため。「失敗する自分」から思考が抜け出せていないから。違う視点にたてば、違った状況にも見えるはず。

プラス思考に変える

プラス思考は習慣のようなものです。最初のうちは訓練だと思って、意識してポジティブに考えるようにします。少しずつ身につけていきましょう。

最初からうまくいくことはない

ＡＤＨＤの人は、失敗体験が多く、自己否定感が強い傾向があります。これまで段取り力をつけようとがんばってきても、相変わらず失敗続きだと感じ、落ち込んでしまうかもしれません。

最初からうまくいくことはありません。だから「課題」なのです。ミスをしたら、なぜミスをしたかを考えるほうが有益です。同じミスをする回数を減らしていけば、全体としてミスは減ります。

どうか段取り力をつけることをあきらめないでください。まずはマイナス思考をプラス思考に転じてみましょう。

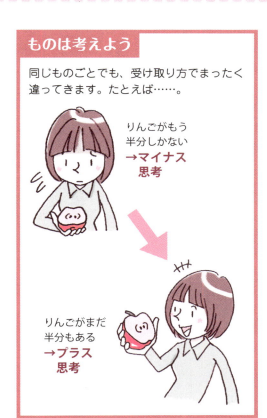

ものは考えよう

同じものごとでも、受け取り方でまったく違ってきます。たとえば……。

うまくいったことを思い出そう

昨日の会議ではうまく発表できた。

失敗していないこともある

遅刻をしなかった。落ち着いて会議の準備ができた。

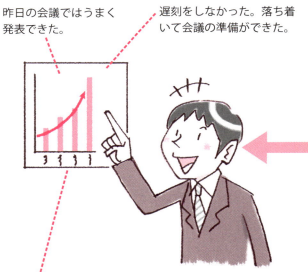

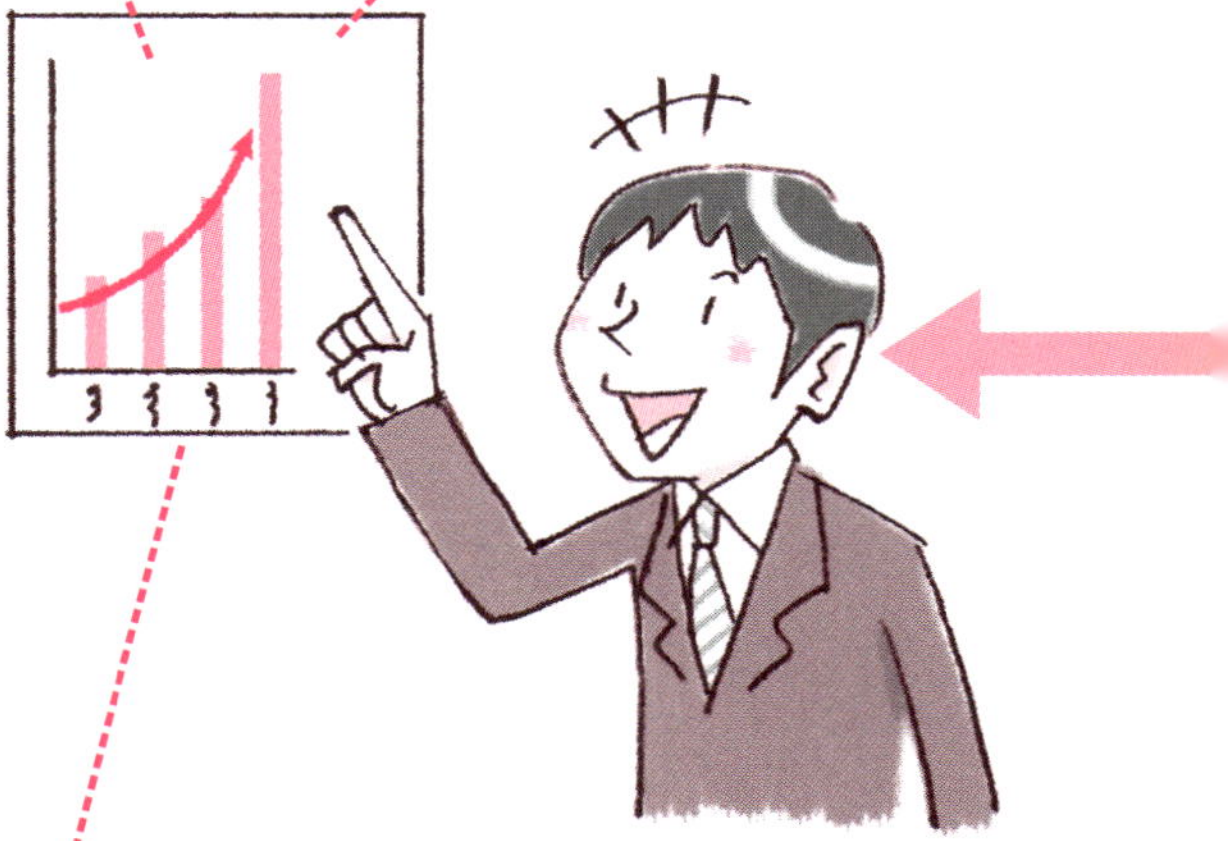

課題を確認しよう

なぜ残業に至ったのか。途中で心のエネルギーがきれて、注意力が散漫になった。明日はきちんと休憩をとろう。

少しは段取り力がついてきている

マイナスからプラスへの変換例

マイナス	プラス
残業になった	仕事が増えた。任されるようになったからだ
また失敗だ	次はがんばろう、次はこうしよう
叱られてばかり。嫌われているんだ	成長を期待されている
どうせダメだ	やってみないとわからない
もうがんばれない	疲れているだけ。少し休めばできるようになる
もうダメだ	あと一つだけできることをしてみよう

無理をしていないか見直してみよう

心と体は影響しあっています。一方のエネルギーが不足すると、もう一方も元気がなくなります。気分が落ち込んでいる人は、体調が悪かったり、無理をしていないでしょうか。

心のエネルギーがなくなっていないか

どうしてもマイナス思考から抜けられない。やっぱり私はダメだ。——自分を責めていませんか。段取り力をつけるうえでいちばんのロスは、こうして心のエネルギーを失っていくことです。失敗したらやり直せばいいのです。今日できなくても、明日できるようになるかもしれません。

どうしても元気が出ないなら、体調を見直してみましょう。睡眠不足や疲労などは、ＡＤＨＤではない人でもＡＤＨＤ的な症状を起こさせます。体のエネルギーが不足すると心のエネルギーもなくなってしまうのです。

自分を責めないで

ＡＤＨＤの人は、必要以上に自責の念にとらわれる傾向があります。しかし、自分を責めてもなにも解決しません。自分の努力を認めましょう。

「一つも課題をクリアできない。私は毎日なにをやっているんだろう」などと落ち込まないで

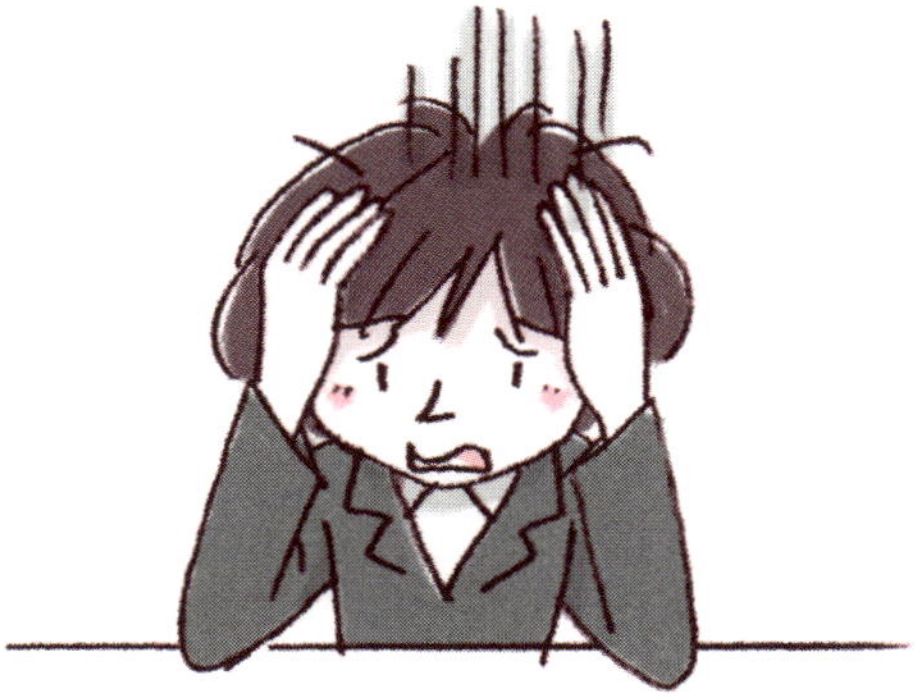

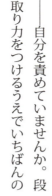

あなたはがんばっています

ゆっくり歩いていきましょう

何度でもスタートすればいいのです

とくに注意

睡眠は夜とるのが基本。しかし、スマホやパソコンを見るなど好きなことをしていて夜更かししていないか。寝る前は、リラックスタイムにしよう。

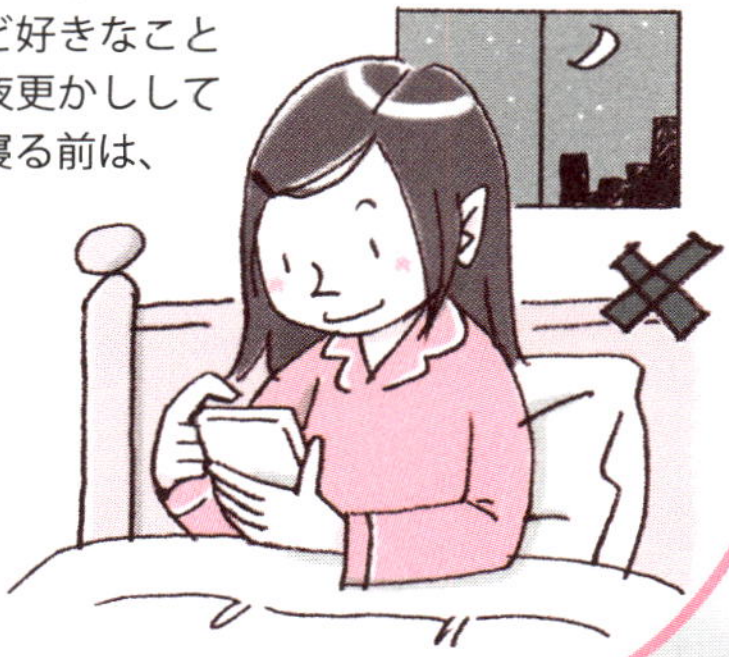

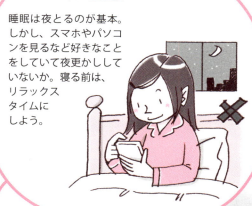

こんなことがありませんか

うまくいかなくて焦り、悪循環に陥っています。そのきっかけは疲労。以下のようなことが疲労の原因となっていないでしょうか。

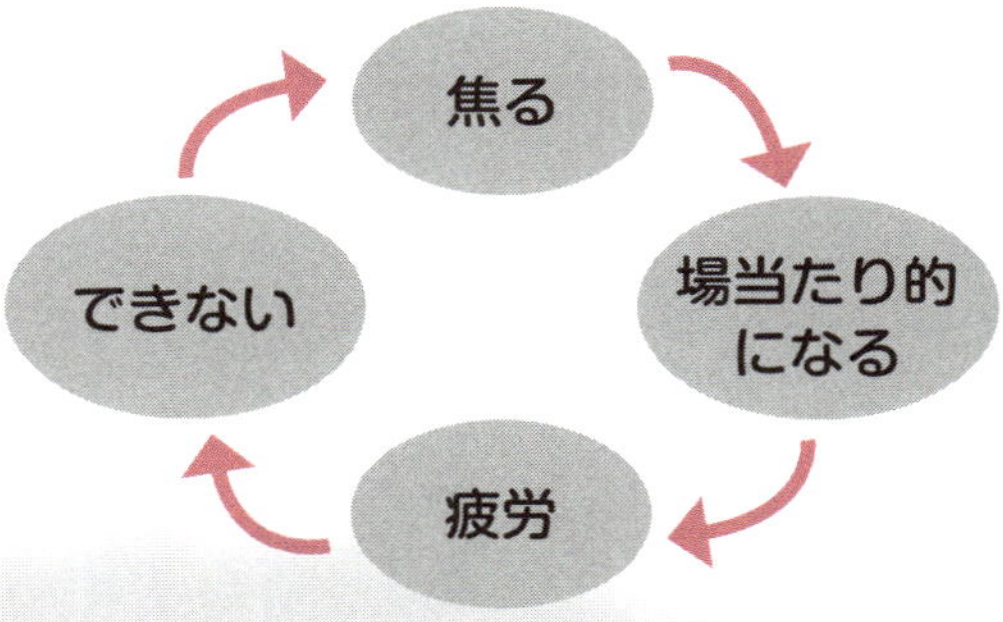

睡眠不足

できれば7時間はとりたい。ＡＤＨＤでは睡眠時間を多めに必要とする人もいる。自分に合った睡眠時間をしっかり確保しよう。

忙しすぎる

仕事量じたいが多い。休憩もとれず、残業も多い。心身ともに疲れがたまって抜けない。

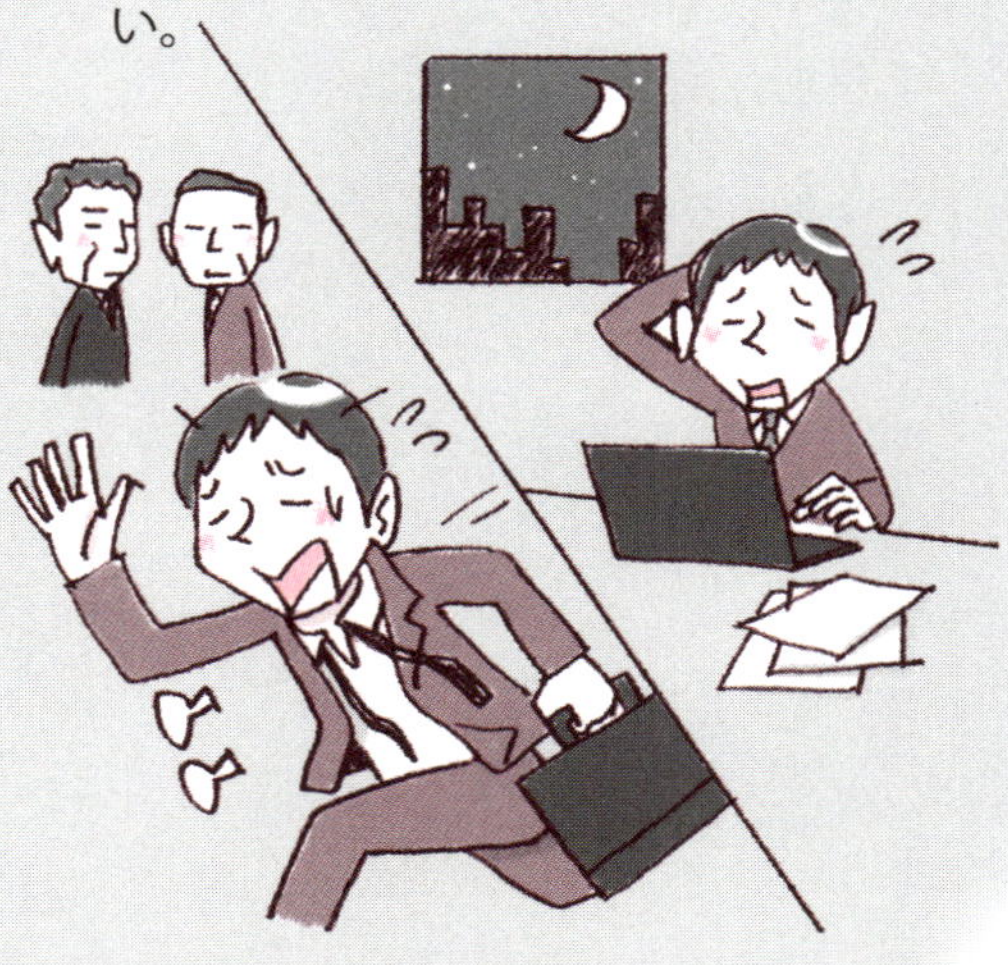

深夜までの残業が続き朝は起きられない。こんな生活では疲れがたまる

体調不良

微熱がある、頭が痛い、おなかが痛いなど。がまんしていないか。

生理前

ホルモンバランスの変化からイライラしがち。

心配ごとがある

不安、緊張、心配ごとがあると、心のエネルギーを消耗する。

原因を見つけて感情のコントロールを

ADHDの人は、イライラや不安の程度が比較的大きいようです。感情のコントロールができず、人にぶつけてしまうことも。爆発する前に、自分で制御する方法を覚えましょう。

イライラをコントロール

イライラしているとつい相手に感情でものごとを言いがち。これは危険です。冷静さを失い、言い過ぎてしまうこともあり、トラブルにつながりかねません。

原因は

待てない

ほかの人とペースが合わない、計画していた作業が進まないなど、思いどおりにいかないとイライラするのはだれにでもあることだが、そのストレスを強く感じる。

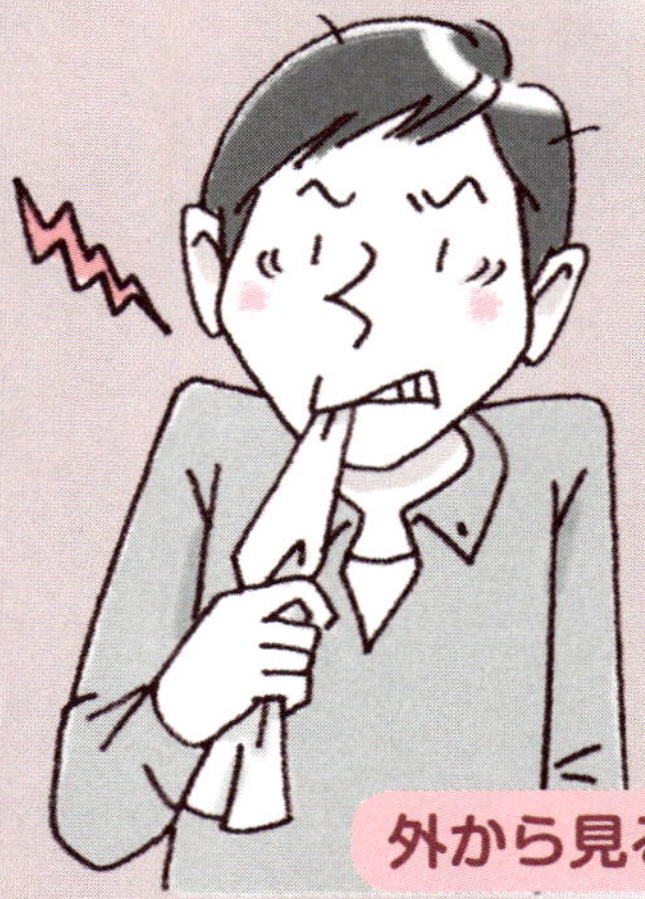

コントロール法

だれかになにかを言うのはストップ。その前に、イライラしてもいいことはない、体に悪い、寿命も縮まると考えよう。

外から見ると

なぜイライラしているのかわからないことが多いので、いやな感じ。未熟な人に見える。やがて周囲にイライラが伝染する。

自分の様子を客観的に見てみよう

ADHDの人は感情がゆれ動きやすいうえ表に出しやすい傾向があります。感情を爆発させたら人間関係に支障をきたすでしょう。

感情をコントロールするにはまず自分の精神状態に気づき、その感情の起こる原因を見つけます。解決できないことなら感情の表現方法を変えます。自分がどんなときに怒りや不安を感じるか、傾向を把握するのも有効です。

感情が高ぶったら、「ちょっと待て」と自分に言い聞かせ、ひと呼吸おきましょう。感情をコントロールしながら仕事をするのが大人の流儀です。

焦りをコントロール

「間に合わないのでは」「こんなはずでは」という見込み違いから起こります。焦るほど冷静な判断ができなくなります。かえって進行が遅れたり、ミスしたりしてしまいます。

原因は

不安

せっぱつまり、うまくいかないのではないかと不安になり、混乱しやすくなる。感情のバランスを崩しやすいので、不安ばかりが増幅される。

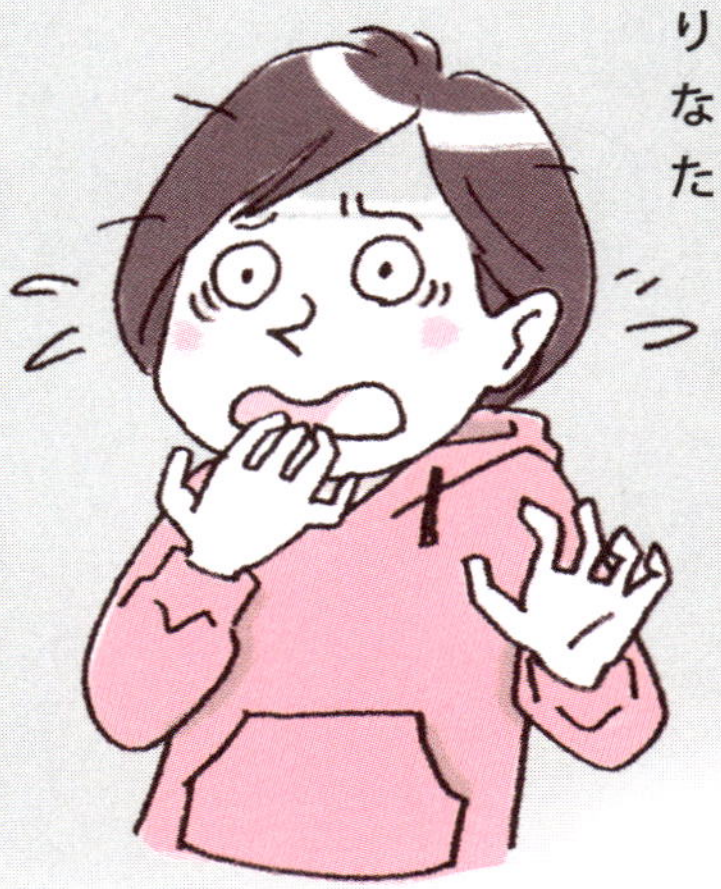

外から見ると

あわててドタバタしているように見える。落ち着けばいいのに、だいじょうぶなのかと、心配されているかも。

コントロール法

スケジュール調整をしたり、だれかに相談したりして、不安の根本を解決する。次に同じ心配ごとが起こらないように対策を立て、不安を予防する。

怒りをコントロール

がまんの限界に達し、気づいたら怒りを爆発させている――しかし、これは避けたい。職場の人間関係を壊したり、家族と傷つけあったりするのは、悲しいことです。

原因は

仕事の荷重が大きくて

予期せぬ状況に陥って混乱したり、仕事の負荷が大きいため、感情的に反応してしまう。体調やほかの心配事が影響していることもある。

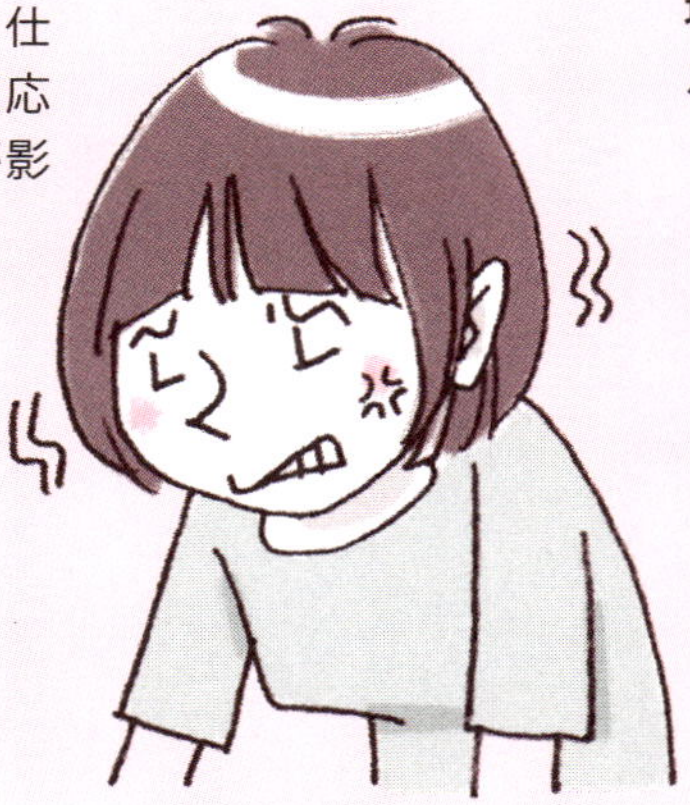

コントロール法

仕事の分担ややり方について、だれかに相談したりしてサポートをお願いする。穏やかに相談すればいいだけのことなのだから。

外から見ると

「なぜそれほど怒るのだろう」と不可解に受け取られることが多い。内容によっては不当な怒りに見え、「反省していない」と思われてしまうことも。

人の言葉や評価でダメージを受けないで

ほめられるとはりきるADHDの人。これは他人の言葉に左右されやすいということ。逆に言えば、人の言葉に傷つき、落ち込みやすいということにもつながります。

会話が苦手？

話の輪に入れないという人がいます。話しかけるのも答えるのも苦手。場の空気を読むこともできない。ひと言多いとか、言わなくてもいいことを言ってしまう人もいます。

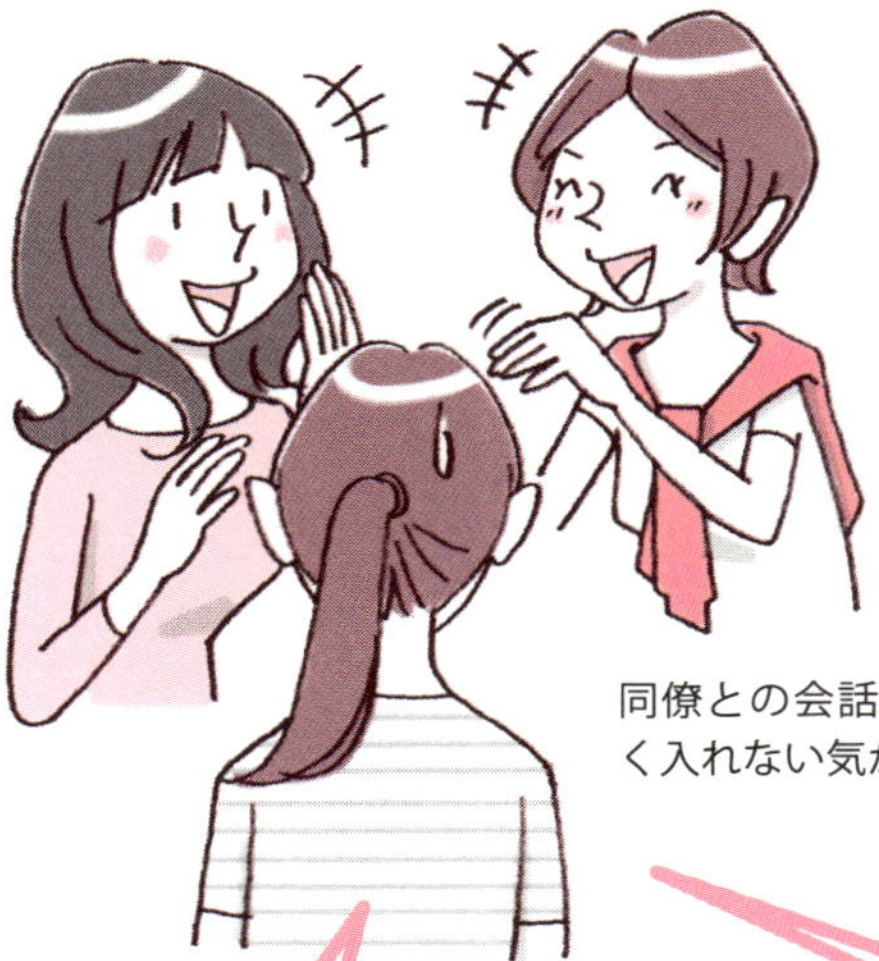

同僚との会話にもうまく入れない気がする

なにを言えばいいのかわからない

話すタイミングがつかめず、聞かれたことにも答えられない。とくに話題もない。 → P93 へ

雑談では別におもしろいことを言う必要はない。「今度の休みは？」には「別に予定はないの」で充分

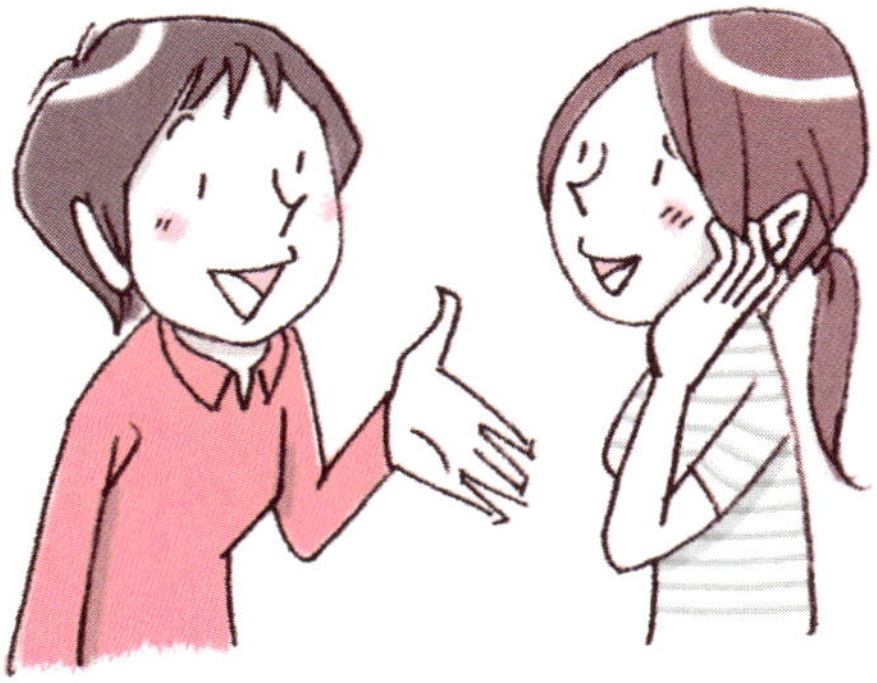

どんなふうに思われるか心配

つまらない人、暗い人と思われることが心配。相手を不愉快にさせないかと緊張する。

↓

あとでだれかに聞いてみよう

自分の言ったことをどう思ったか、あとで信頼できる人に聞いてみよう。自分の心配が取り越し苦労だったことがわかるかも。失言をしたときは、どうすればよかったかを相談してもよい。

聞き役になる

無理に話そうとしなくていい。神経質にならず、気楽に。「そうなの」「すごいね」など、ときどき共感を示す。みんながどんな会話をするのかよく聞いてみよう

ひとりでもいいから友人をつくる

友人は多くなくてかまわない。ただ、職場以外でもよいので、気楽に話せる友人がひとりは必要。大事につきあっていこう。

周囲に合わせる

とくに意見もなければ、同じ言葉をくり返すのも一つの手。「今日は暑いね」と話しかけられたら「うん、暑いね」で充分。

あなたに悪意を抱いている人などいない

ＡＤＨＤの人では、会話が苦手だという人が少なくありません。「なぜできないんだ」「しっかりしろ」などと注意を受けるたびに傷つき、自己評価を下げ、じょじょに心を閉ざしてしまうようです。

また、ＡＤＨＤのタイプによっては、聞かれたことにうまく答えられないため会話が苦手だという人もいます。逆に、ひと言多いため人間関係で失敗する人も。

ただ共通して言えるのは、多くの人はあなたに悪意をもっていないということです。

アドバイス

困ったときのひと言「あなたはどうですか?」

なにかを聞かれて、答えられないときには、このひと言を。しばらく会話がなりたつので、その間に自分なりの答えを考えましょう。

外見にも注意を

女性の場合、周囲から浮いてしまう原因のひとつに外見のことがあります。服装や髪型が流行遅れだったりノーメイクだったり、逆に「芸能人?」という服も……。

おしゃれに無頓着な人は要注意です。「私が好き」だけで服を選んでいる人も気をつけましょう。周囲の人を観察して、同じような服装やメイクにするほうが無難です。

忠告は素直に「ありがとう」を

衝動性や多動性の強いタイプの人は、ひと言多いための失敗を起こしがちです。また、注意や忠告を受けると不満が顔に出てしまうこともあるので、注意しましょう。

感情的になりやすいと自分でも意識しよう

人間関係での失敗によって引き起こされることが多くあります。ＡＤＨＤの人の気軽な言葉は、相手によっては強い言葉に受け取られたり、失礼にあたったりすることも。感情にまかせて話すのも内容によってはトラブルのもとです。結論を急いで早口になる傾向もあります。

また、注意を受けたときの返事にも要注意。言い訳ばかりしているように受け取られがちです。「はい、わかりました」も不満げに言っていませんか。感じたまま表情に出る傾向があるので、内面の感情は抑え大人の対応をしましょう。

失敗のもとは

準備不足やよく考えないままの発言には要注意です。注意を受けたときなどは努めて冷静に。不満を感じても、素直に受け取ることを意識しましょう。

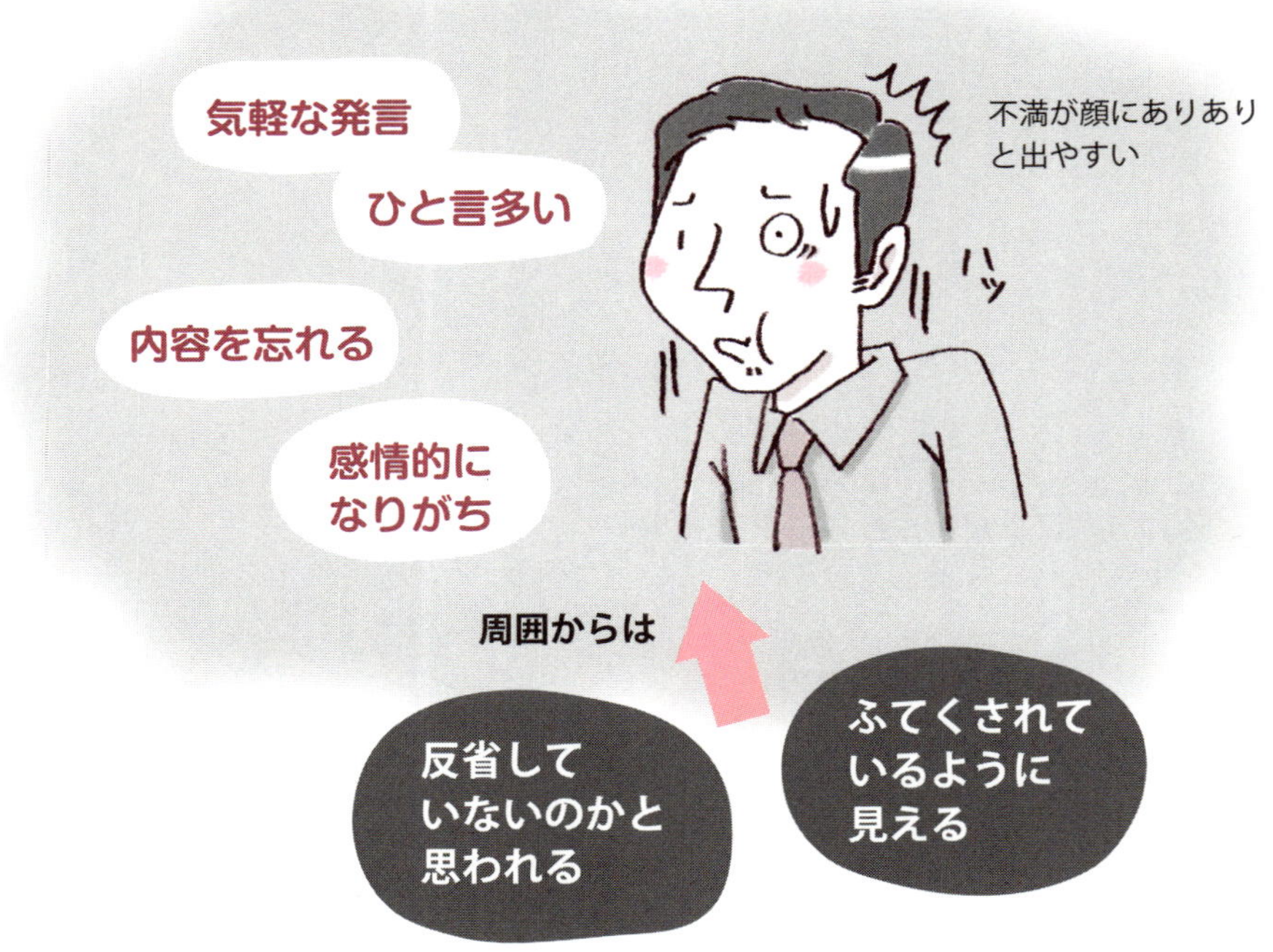
気軽な発言
ひと言多い
内容を忘れる
感情的になりがち
不満が顔にありありと出やすい
ハッ
周囲からは
ふてくされているように見える
反省していないのかと思われる

人間関係の失敗を防ぐ

仕事上のミスはなんとかとり返せることが多いのですが、人間関係の失敗はなかなか大変。言葉や態度に気をつけましょう。

ひと晩おこう

返事に困ったときは「ちょっと考えさせてください」と言い、翌日以降に返事をする。

ゆっくりていねいに

話すスピードを落とす。相手の表情を見ながら話すとよい。

忠告に感謝

「〇〇すれば？」は、ダメだと言われているわけではない。好意からの忠告と受け取り、感謝しよう。

こんなことを言われるなんて、もうダメだ → こんなふうに言ってくれるなんて、ありがたい

相手の気持ちを考える

こう言ったらどう思うかなと、言葉に出す前に考えてから話す。

失敗してしまったら

相手を怒らせたとわかったら、すぐに謝る。もしも時間がたってから気づいたとしても、なるべく早く謝りに行こう。

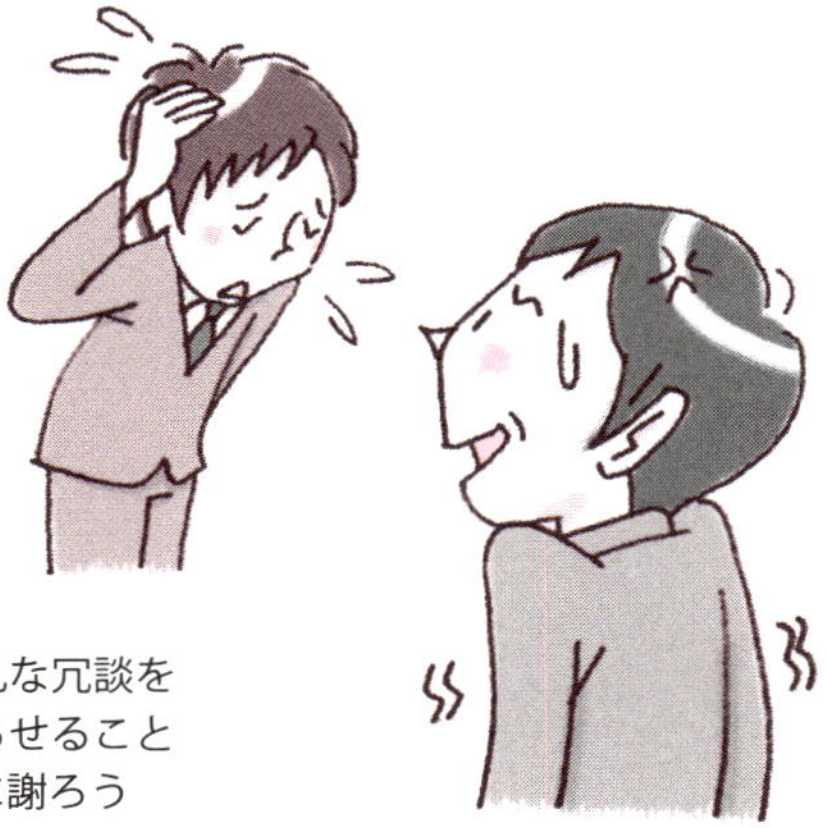

上司に失礼な冗談を言い、怒らせることも。すぐに謝ろう

フォローのひと言

職場では

失言でした、すみません
失礼しました
言い過ぎました

家族、友人には

あっ、ごめん
言い過ぎた
冗談だから気にしないで
ひどいこと言ってごめん

自分の気持ちをケアする時間をもとう

自責の念にとらわれ、気持ちが落ち込むのは、大きなストレスになります。ストレスはＡＤＨＤの特性を強くします。がんばっていると自分で認め、自分をいたわりましょう。

ストレスは失敗を増幅させる

ストレスがたまると、だれでも、ＡＤＨＤのような症状が現れてくるものです。ＡＤＨＤの人はストレスがたまらないように、とくに気をつけるようにしましょう。

より不注意に
- 疲労
- 不安、緊張、心配
- 睡眠不足
- 体調不良
- 心のエネルギーの消耗

より多動に
- 不安感
- 緊張
- 自信のなさ

より衝動的に
- 疲労、焦り、焦燥感
- 生理前

失敗が増える

↓

ストレスを減らそう

体のストレス
休養をとる
睡眠を充分とる
食事をきちんととる
リラックスする

心のストレス
自分をいたわる
がんばっていることを認める
ダメだった自分を許す
リラックスする

心身をいたわり安定した状態を保とう

段取り力をつけようと、がんばっているのに、なかなかうまくいかない、課題はクリアできないと思い、ストレスをためこんでいませんか。

ＡＤＨＤの人はストレスをためこむと不注意や多動性、衝動性が高まりやすく、それによってさらにストレスをためこむという悪循環に陥ります。

日ごろから休養をとり、楽しいことをしたり、リラックスして心身の健康を保ちましょう。自分の気持ちのケアが大切です。

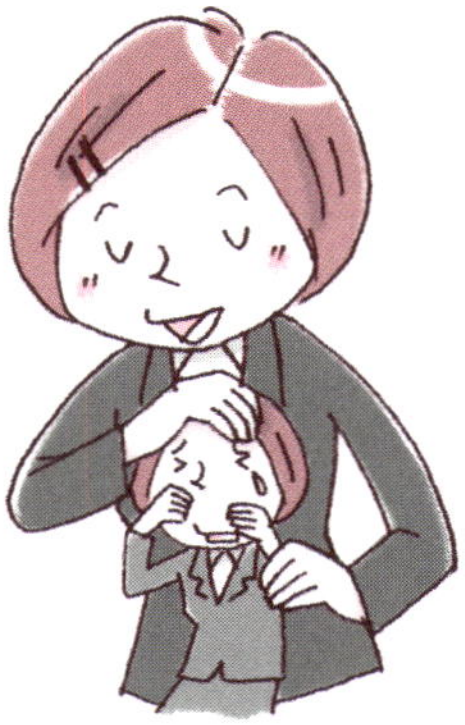

落ち込んでいる小さい自分に「成長しているよ」と語りかけて

自分をいたわろう

これまで失敗続きでもがんばってきました。
その努力をいちばん知っているのは自分です。
悩むのをやめにして、自分をいたわりましょう。

五感を楽しませる

五感を楽しませると、心身がリラックスしやすい。

例
- **味覚** ➡ 好きなものを食べる
- **視覚** ➡ 美しい景色、好きな映画を見る
- **聴覚** ➡ 好きな音楽をかける
- **触覚** ➡ マッサージを受ける
心地よいスリープウェア
- **嗅覚** ➡ アロマテラピーをする

応援メッセージを書く

自分への応援の言葉を紙に書いて貼る。いくつか選んで手帳に書き、くじけそうなときに見る。自分へ応援メールを送っておくのもよい。

- **励ましの言葉を書く**
- **持ち歩いて見る**
- **自分へ応援メールを送る**

楽しいことをする

自分が楽しめることをしてガス抜きを。親しい人とゆったり過ごしたり、趣味に没頭するのもよい。

例
- **気の置けない友人、恋人、パートナーと過ごす**
- **趣味を楽しむ**

一人の時間をもつ

仕事も家事も「業務終了」の時間を決め、一人になれる時間をもとう。一人になれるスペースがあればなおよい。お気に入りの空間にする。

- **一人でくつろぐ時間をとる**
- **一人だけの空間をつくる**

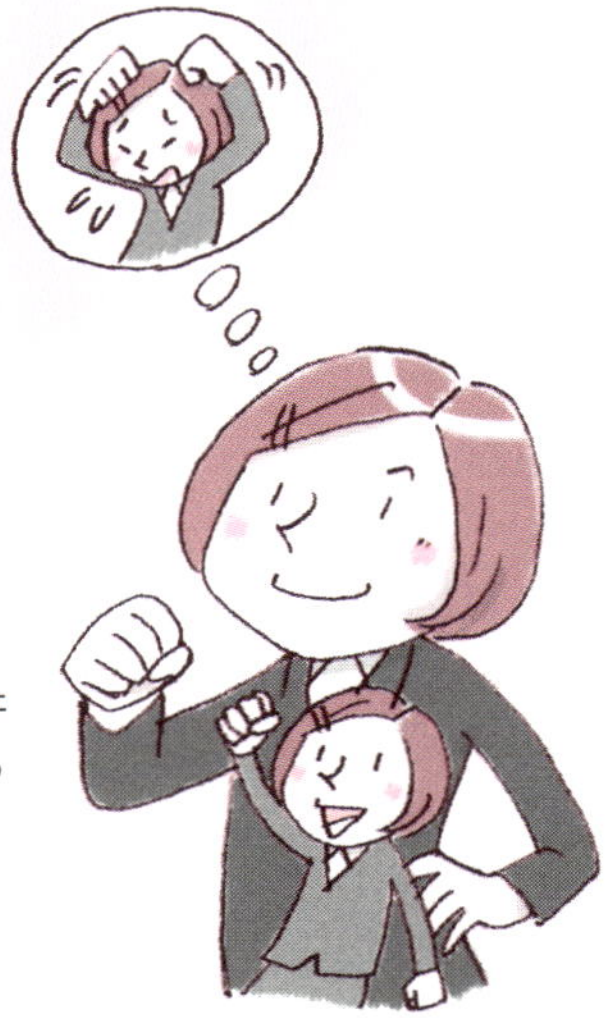

ダメだった自分を許し、これからもいっしょにがんばろう

Column

ケガや事故につながらないよう慎重さを忘れずに

急ぐ必要がなくてもあわてがちなＡＤＨＤの人。信号待ちでは自転車を降りるくらいの余裕を持とう

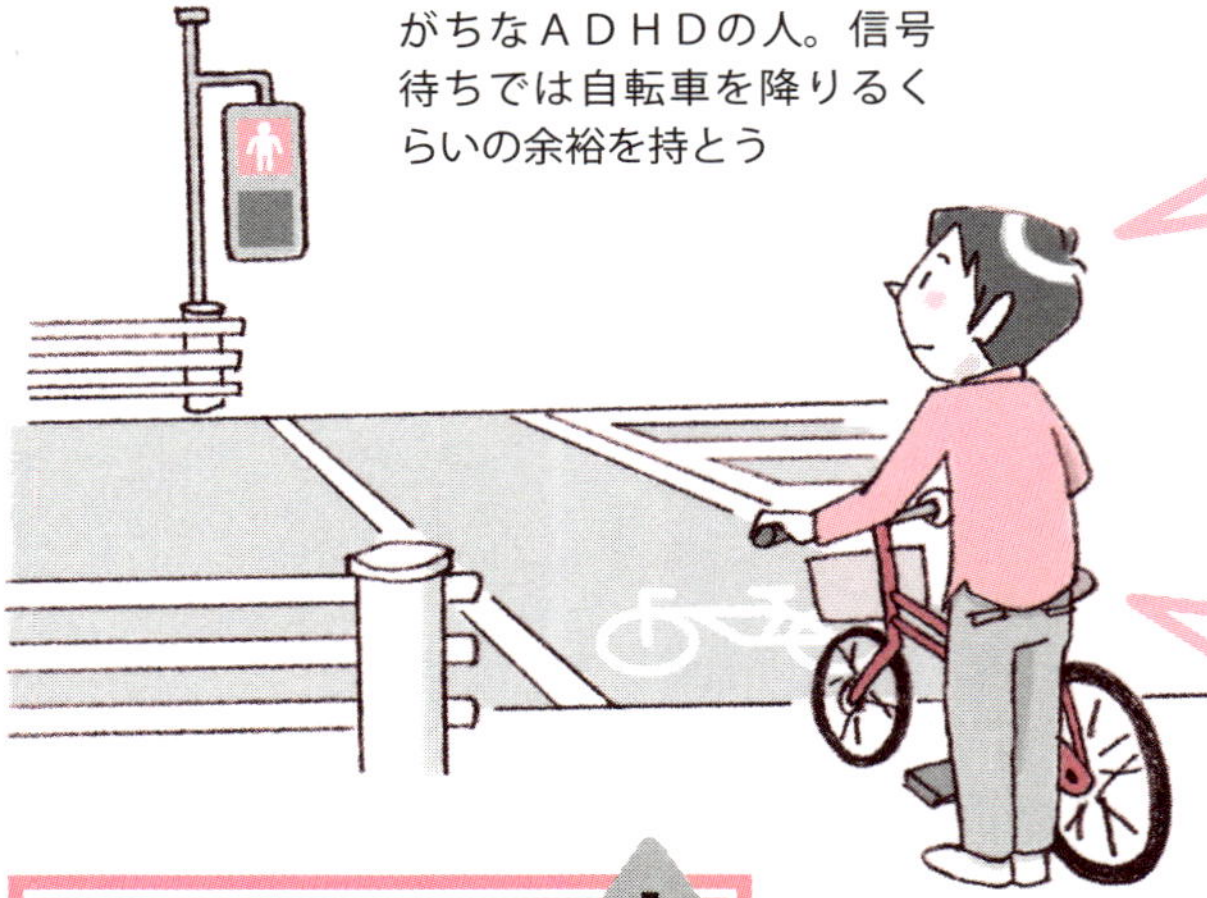

ボディイメージをつくる

発達障害のある人は、ボディイメージ（体の部位の位置やその動きを想像すること）が苦手。「ここまで手を伸ばすとぶつかる」など、体の動きを意識しよう。

あわてない、と常につぶやく

あわてるとさらに不注意になったり、動作が荒っぽくなったりする。特に運転中は、心を常に落ちつける意識を。

自分の身の安全をはかるのも段取り力

ＡＤＨＤの人は、ケガや事故が多いということを自覚しましょう。発達障害全般に見られる特性として、自分の体のイメージがつかみにくいということがあります。自分ではぶつかるはずのないところにぶつかったりします。

事故の危険性は、時間に余裕がない、疲れている、イライラしているなどの状況下でますます高まります。段取り力をつけることで、こうした状況に陥ることが、ある程度は防げるでしょう。

自動車の運転は特に注意

ＡＤＨＤの人は、事故を起こすことが多いといわれる。不注意で信号を見落としたり、衝動性でスピードを出し過ぎたり、多動性で目の前に気をとられたりといったことが事故のリスクになる。運転席に座るときは常に緊張感をもって。

■ 監修者プロフィール

司馬理英子（しば・りえこ）

司馬クリニック院長。医学博士。1978年、岡山大学医学部卒。1983年に同大学大学院卒業後、渡米。アメリカで４人の子どもを育てながら、ＡＤＨＤについての研鑽を積む。1997年、『のび太・ジャイアン症候群』（主婦の友社）を上梓。日本で初めて本格的にＡＤＨＤを紹介した同書は、なじみ深いキャラクターになぞらえたわかりやすい解説により、ベストセラーに。同年帰国し、司馬クリニックを開院。高校生までの子どもと大人の女性を専門に、治療を行う。主な著書に『のび太・ジャイアン症候群』（主婦の友社）、『大人のＡＤＨＤ』（講談社）、『ＡＤＨＤ・アスペルガー症候群　子育て実践対策集』（主婦の友社）など。

健康ライブラリー

「大人《おとな》のＡＤＨＤ」のための段取《だんど》り力《りょく》

2016年 1月12日　第1刷発行
2017年10月25日　第5刷発行

監　修	司馬理英子（しば・りえこ）
発行者	鈴木 哲
発行所	株式会社 講談社 東京都文京区音羽２丁目-12-21 郵便番号　112-8001 電話番号　編集　03-5395-3560 販売　03-5395-4415 業務　03-5395-3615
印刷所	凸版印刷株式会社
製本所	株式会社若林製本工場

N.D.C.493　98p　21cm

ISBN978-4-06-259696-1

● 編集協力
坂本弓美
オフィス 201

● カバーデザイン
谷口博俊（next door design）

● カバーイラスト
高橋ユミ

● 本文デザイン
南雲デザイン

● 本文イラスト
小野寺美恵
千田和幸

● 取材協力（P38 工夫例）
高山恵子
（NPO 法人 えじそんくらぶ代表）

■ 参考文献

司馬理英子著
『ADHD タイプの【部屋】【時間】【仕事】整理術
「片づけられない!」「間に合わない!」がなくなる本』（大和出版）

司馬理英子著
『グズと上手につき合うコツ』（すばる舎）

司馬理英子著
『のび太・ジャイアン症候群 5
家族の ADHD・大人の ADHD　お母さんセラピー』
（主婦の友社）

司馬理英子著
『大人のＡＤＨＤ』（講談社）

髙原真由美監修
『徹底図解　成果が必ず出る!
ビジネス整理術』（日本文芸社）

田中康雄監修
『大人の AD/HD【注意欠如・多動（性）障害】』（講談社）